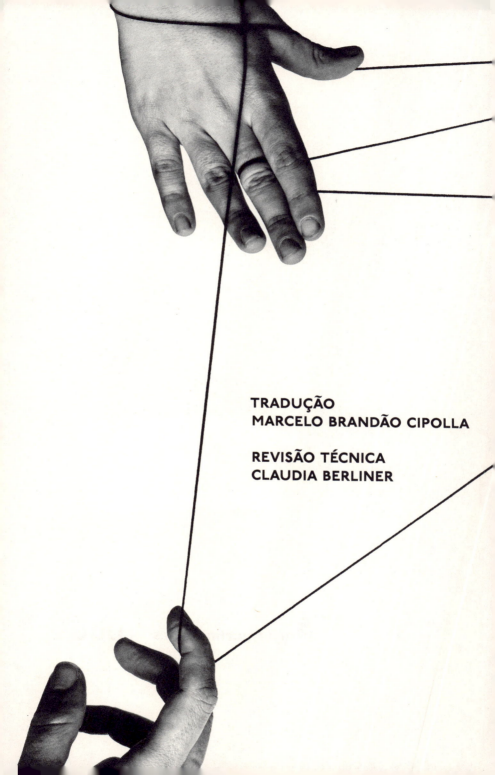

TRADUÇÃO
MARCELO BRANDÃO CIPOLLA

REVISÃO TÉCNICA
CLAUDIA BERLINER

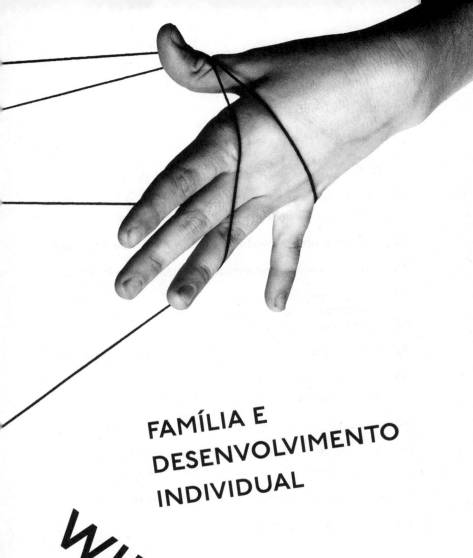

FAMÍLIA E DESENVOLVIMENTO INDIVIDUAL

WINNICOTT

8 Agradecimentos
9 Prefácio

PARTE I

13 1. O primeiro ano de vida: concepções modernas do desenvolvimento emocional

35 2. O relacionamento inicial entre uma mãe e seu bebê

45 3. Crescimento e desenvolvimento na fase imatura

60 4. Sobre segurança

67 5. A criança de cinco anos

78 6. Fatores de integração e desintegração na vida familiar

95 7. A família afetada pela doença depressiva de um ou ambos os pais

113 8. Os efeitos da psicose sobre a vida familiar

126 9. Os efeitos da psicose parental sobre o desenvolvimento emocional da criança

142 10. Adolescência: atravessando o marasmo

158 11. Família e maturidade emocional

PARTE II

171 12. Descrição teórica do campo da psiquiatria infantil

186 13. Aconselhando os pais

198 14. Atendimento de caso com crianças mentalmente perturbadas

217 15. Sobre a criança deprivada e como ela pode ser compensada pela perda da vida familiar

241 16. Influências de grupo e a criança desajustada: o aspecto escolar

259 Índice remissivo
266 Sobre o autor

A Clare

AGRADECIMENTOS

Gostaria de agradecer novamente a minha secretária, sra. Joyce Coles, pelo trabalho paciente e preciso. Também estou grato ao sr. M. Masud Khan, pelos conselhos.

Pela permissão de republicar artigos, reconheço minha gratidão para com os seguintes editores e instituições: o editor de *New Era in Home and School*; o editor de *Nursing Times*; o editor de *New Society*; o editor do *British Journal of Psychiatric Social Work*; o editor da *Medical Press*; o editor de *Human Relations*; o editor do *Canadian Medical Association Journal*; a editora Butterworth & Co. Ltd.; a British Broadcasting Corporation.

PREFÁCIO

Reuni aqui uma série de palestras proferidas ao longo das décadas de 1950-60, dirigidas em sua maioria a assistentes sociais.[1] O tema central do livro é a família e o desenvolvimento de grupos sociais a partir desse primeiro grupo natural. Repetidas vezes procurei afirmar e reafirmar a teoria do crescimento emocional da criança, com a justificativa de que a estrutura familiar deriva em grande parte das tendências para a organização presentes na personalidade individual.

A família tem lugar claramente definido naquele ponto em que a criança em desenvolvimento trava contato com as forças que operam na sociedade. O protótipo dessa interação é encontrado na relação original entre bebê e mãe, em que, por vias extremamente complexas, o mundo representado pela mãe pode vir a auxiliar ou impedir a tendência inata da criança ao crescimento. Essa é a ideia central desenvolvida no decorrer desta coletânea de artigos, muito embora cada um dos textos tenha sido elaborado com o intuito de atender o que pareciam ser as necessidades específicas do grupo em questão, naquele determinado tempo e espaço.

D. W. WINNICOTT, 1965

---

[1] Nesta edição, optou-se por não incluir dois textos da seleção original, que constam em outros livros do autor. São eles: "A contribuição da psicanálise para a obstetrícia", publicado em *Bebês e suas mães* (trad. Breno Longhi. São Paulo: Ubu Editora, 2020); e "Algumas reflexões sobre o significado da palavra 'democracia'", publicado em *Tudo começa em casa* (trad. Paulo Cesar Sandler. São Paulo: Ubu Editora, 2021). [N.E.]

PARTE I

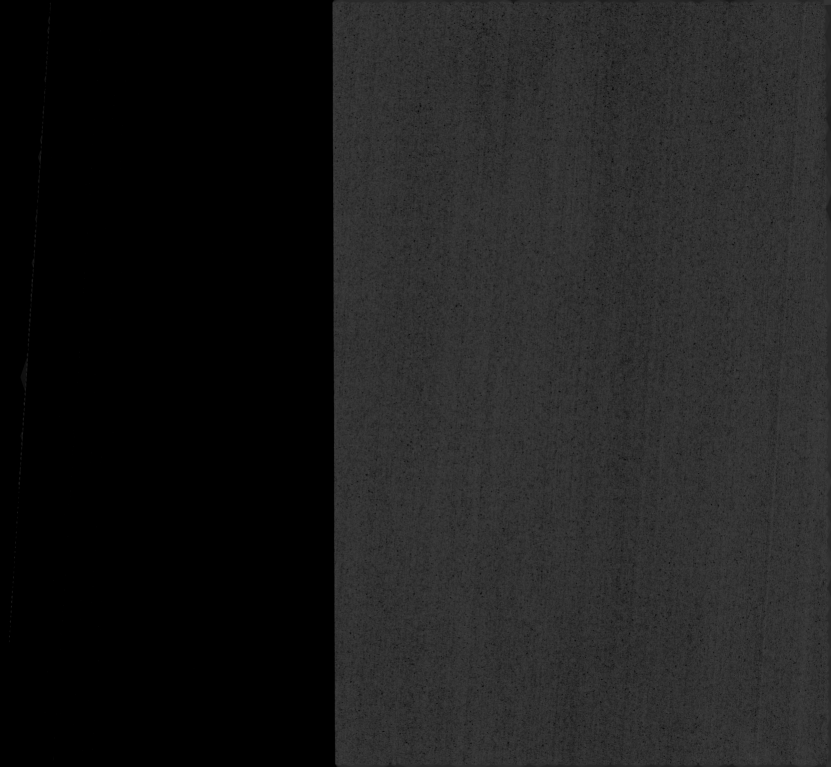

1

O PRIMEIRO ANO DE VIDA:
CONCEPÇÕES MODERNAS DO
DESENVOLVIMENTO EMOCIONAL
[1958]

INTRODUÇÃO

Muita coisa acontece no primeiro ano de vida do bebê humano: o desenvolvimento emocional tem lugar desde o princípio; num estudo da evolução da personalidade e do caráter, é impossível ignorar as ocorrências dos primeiros dias e horas de vida (e mesmo do último estágio da vida pré-natal, no caso de bebês pós-maturos); e até a experiência do nascimento pode ser significativa.[1]

O mundo não parou, apesar de nossa ignorância sobre esses assuntos, pois há algo na mãe de um bebê que a torna particularmente qualificada para proteger seu bebê nessa fase de vulnerabilidade, e que a torna capaz de contribuir ativamente para as necessidades ativas do bebê. A mãe é capaz de desempenhar esse papel caso se sinta segura; caso se sinta amada em sua relação com o pai do bebê e com a própria família; e caso sinta que é aceita nos círculos cada vez mais amplos em torno da família, que constituem a sociedade.

---

1 Publicado na *Medical Press*, em março de 1958.

I. O PRIMEIRO ANO DE VIDA

Se quisermos, podemos continuar a deixar o cuidado dos bebês por conta da mãe, cuja capacidade não se baseia no conhecimento, mas provém de uma atitude sensível adquirida à medida que a gravidez avança, e depois perdida gradualmente à medida que o bebê se desenvolve fora dela. Há, porém, uma série de razões para que empreendamos um estudo do que ocorre nos primeiros estágios de desenvolvimento da personalidade do bebê. Por exemplo: como médicos ou enfermeiras, podemos nos ver forçados a interferir no relacionamento entre mãe e bebê para lidar com certas anormalidades físicas do bebê, e devemos entender aquilo em que estamos interferindo. Ademais, o estudo físico da infância inicial proporcionou recompensas substanciais ao longo dos últimos cinquenta anos, e é bem possível que um interesse análogo pelo desenvolvimento emocional produza resultados ainda mais ricos. A terceira razão é que uma boa parcela de mães e pais, em virtude de moléstias sociais, familiares e pessoais, não consegue prover condições suficientemente boas à época do nascimento do bebê; nesses casos, espera-se de médicos e enfermeiras que tenham a capacidade de entender, tratar ou mesmo prevenir esses distúrbios, assim como costumam fazer em casos de enfermidades físicas. Cada vez mais o pediatra deverá se voltar para o lado emocional do crescimento do bebê, tanto quanto hoje se volta para o lado físico.

Há ainda uma quarta razão que justifica o estudo do desenvolvimento emocional em suas primeiras fases: muitas vezes é possível detectar e diagnosticar distúrbios emocionais ainda na infância inicial, até mesmo durante o primeiro ano de vida. É evidente que a época certa para o tratamento de um tal distúrbio é assim que ele surge, ou um momento tão próximo da origem quanto possível. Mas, por ora, não insistirei mais nessa questão.

Tampouco farei referência à anormalidade física ou à falta de saúde física, nem ao crescimento mental no sentido de uma tendência de desenvolvimento afetada por fatores hereditários. Neste artigo, para todos os efeitos, podemos supor um bebê sadio de corpo e *potencialmente* sadio na mente; o que desejo discutir é o significado dessa potencialidade. Qual é o potencial existente no nascimento e que parte desse potencial chega a concretizar-se ao fim do primeiro ano de vida? Pressuponho, também, a existência de uma mãe que seja sadia o suficiente para comportar-se naturalmente como mãe. Devido à extrema dependência emocional do bebê, seu desenvolvimento ou sua vida não podem ser estudados à parte da consideração do cuidado que lhe é fornecido.

A seguir, exponho e desenvolvo brevemente uma série de proposições. É possível que estas observações condensadas venham a demonstrar, para aqueles envolvidos com o cuidado de bebês, que o desenvolvimento emocional do primeiro ano de vida lança as bases da saúde mental do indivíduo humano.

TENDÊNCIA INATA AO DESENVOLVIMENTO

No universo psicológico, há uma tendência ao desenvolvimento que é inata e que corresponde ao crescimento do corpo e ao desenvolvimento gradual de certas funções. Assim como o bebê geralmente se senta por volta dos cinco ou seis meses e dá os primeiros passos mais ou menos na época de seu primeiro aniversário, quando talvez já terá aprendido a usar duas ou três palavras, assim também há um processo evolutivo no desenvolvimento emocional. Todavia, esse crescimento natural não se constata na ausência de condições suficientemente boas, e parte de nossa dificuldade consiste em estabelecer quais são essas condições. Nos parágrafos seguintes, tomarei como certos o processo ontogenético e as bases neurofisiológicas do comportamento.

DEPENDÊNCIA

A grande mudança testemunhada no primeiro ano de vida se dá no sentido da independência. A independência é alcançada a partir da dependência, mas é necessário acrescentar que a dependência se realiza com base no que se poderia chamar dupla dependência. Nos primórdios, há uma dependência absoluta em relação ao ambiente físico e emocional. No primeiríssimo estágio não há vestígios de uma consciência da dependência, e por isso ela é absoluta. Gradualmente, a dependência torna-se em certa medida conhecida pelo bebê, que, por consequência, adquire a capacidade de comunicar ao ambiente quando necessita de atenção. Do ponto de vista clínico, constata-se um progresso muito gradual em direção à independência, sempre marcado por recorrências da dependência e até da dupla dependência. Nesse e noutros aspectos, a mãe é capaz de adaptar-se às necessidades variáveis – e crescentes – do bebê. Com um ano de idade, o bebê já é capaz de manter viva a ideia da mãe e também do tipo de cuidado que se acostumou a receber; é capaz de manter viva essa ideia por certa extensão de tempo, talvez dez minutos, talvez uma hora, talvez mais.

Todavia, o panorama após um ano de vida varia muito, não só de um bebê para outro como também no contexto de um mesmo bebê. É bem comum que certo grau de independência seja diversas vezes conquistado, perdido e novamente conquistado; é bastante frequente que um bebê retorne à dependência, depois de já ter se mostrado deveras independente com um ano de idade.

Essa progressão da dupla dependência à dependência, e desta à independência, não é apenas expressão da tendência inata do bebê a crescer; esse crescimento só pode ocorrer caso se processe numa outra pessoa uma adaptação muito sensível às necessidades do bebê. Acontece que, em geral, a mãe do bebê é quem melhor desempenha essa tarefa sumamente delicada e constante; ela faz isso melhor que qualquer um, pois é ela que, no mais das vezes, se dedica com naturalidade e sem ressentimentos a essa causa.

INTEGRAÇÃO

Desde o início um observador consegue constatar que o bebê já é um ser humano, uma unidade. Com um ano, a maioria dos bebês já adquiriu de fato o status de indivíduo. Em outras palavras, a personalidade tornou-se integrada. É claro que isso nem sempre é verdade, mas pode-se dizer que, em certos momentos, ao longo de certos períodos e em certas relações, o bebê de um ano é uma pessoa inteira. Mas não podemos tomar a integração como certa; trata-se de algo que deve desenvolver-se pouco a pouco em cada bebê individual. Não é mera questão de neurofisiologia, pois, para que esse processo se desenrole, são necessárias certas condições ambientais, a saber: aquelas cujo melhor provisor é a própria mãe do bebê.

A integração manifesta-se gradualmente a partir de um estado primário não integrado. No princípio, o bebê se compõe de uma série de fases de motilidade e percepções sensoriais. É quase certo que, para o bebê, o repouso é um retorno a um estado não integrado. A volta à não integração não é necessariamente assustadora para o bebê, devido a um senso de segurança propiciado pela mãe. Às vezes, segurança significa apenas ser adequadamente segurado no colo [held]. Tanto de modo físico como de formas mais sutis, a mãe ou o ambiente sustentam a unidade [hold together] do bebê, de modo que não integração e reintegração podem processar-se sem ocasionar ansiedade.

A integração parece estar ligada às experiências emocionais ou afetivas de caráter mais definido, como a raiva, ou a excitação provocada no momento da refeição. Aos poucos, à medida que a integração vai se estabelecendo como fato consumado e o bebê vai se tecendo cada vez mais em uma unidade amarrada, o desfazer dessa estrutura adquirida passa a constituir mais desintegração do que não integração. A desintegração é dolorosa.

A um ano de idade, o grau de integração que pode ter sido atingido é variável: alguns bebês dessa idade já estão de posse de uma personalidade forte, um self[2] com as características pessoais exageradas; outras, no extremo oposto, não adquirem ao cabo de um ano uma personalidade tão definida, e continuam bastante dependentes de cuidados contínuos.

---

2 Conceito psicanalítico que inclui o eu (ego) e o não eu. É a totalidade da própria pessoa. Inclui também o corpo com todas as suas partes, a estrutura psíquica com todas as suas partes, o vínculo com os objetos internos e externos e o sujeito como oposto ao mundo dos objetos. Cf. Leon Grinberg e Rebeca Grinberg, *Identidad y cambio*. Buenos Aires: Paidós, 1980. [N.R.T.]

PERSONALIZAÇÃO

O bebê de um ano vive firmemente estabelecido no corpo. A psique e o soma já aprenderam a conviver. O neurologista diria que o tônus corporal é satisfatório e que o bebê tem boa coordenação motora. Esse estado de coisas, no qual psique e soma estão em íntima relação, desenvolve-se a partir da série de estágios iniciais em que a psique imatura (embora baseada no funcionamento corporal) não se encontra estreitamente ligada ao corpo e à vida do corpo. A existência de um grau razoável de adaptação às necessidades do bebê é o que melhor possibilita o rápido estabelecimento de uma relação forte entre psique e soma. Havendo falhas nessa adaptação, surge uma tendência de a psique desenvolver uma existência fracamente relacionada à experiência corporal; como resultado, as frustrações físicas não serão sentidas em toda sua intensidade.

Mesmo gozando de boa saúde, o bebê de um ano só está firmemente enraizado em seu corpo em alguns momentos. A psique de um bebê normal pode perder contato com o corpo, e pode haver fases em que não é fácil para ele retornar de súbito para o corpo: por exemplo, ao acordar de um sono profundo. As mães sabem disso e, antes de pegar no colo um bebê adormecido, acordam-no gradualmente, de modo a evitar o tremendo berreiro de pânico que pode advir de uma mudança de posição corporal num momento em que a psique encontra-se ausente do corpo. Do ponto de vista clínico, essa ausência da psique pode vir acompanhada de fases de palidez, suor, diminuição da temperatura e vômitos. Nesse ponto, é possível que a mãe imagine que seu filho está morrendo; quando o médico chegar, porém, o bebê já terá retornado a um estado tão normal que ele não entenderá os motivos da ansiedade da mãe.

Naturalmente, o clínico geral tem mais conhecimento dessa síndrome do que o especialista.

MENTE E PSIQUE-SOMA

Com um ano, o bebê já terá desenvolvido de modo bastante perceptível os rudimentos de uma mente. A mente é algo muito distinto da psique. A psique está ligada ao soma e ao funcionamento corporal, ao passo que a mente depende da existência e do funcionamento daquelas partes do cérebro que se desenvolvem depois (na filogênese) das partes relacionadas à psique primitiva. (A mente é a responsável pela gradual aquisição, pelo bebê, da capacidade de esperar a comida ficar pronta, porque ele ouve os barulhos que indicam a proximidade da refeição. Esse é um exemplo grosseiro do uso da mente.)

Pode-se dizer que, de início, a mãe deve adaptar-se de modo quase exato às necessidades do bebê para que a personalidade infantil desenvolva-se sem distorções. Contudo, dá-se à mãe cada vez mais a possibilidade de falhar nessa adaptação. Isso ocorre porque a mente e os processos intelectuais do bebê passam a dar conta de – e, portanto, dar margem para – certas falhas de adaptação. Nesse sentido, a mente alia-se à mãe e assume parte de suas funções. Ao cuidar de um bebê, a mãe é dependente dos processos intelectuais deste, e são eles que aos poucos a preparam para readquirir sua vida própria.

Há, sem dúvida, outras maneiras pelas quais a mente se desenvolve. É função da mente catalogar eventos, acumular memórias e classificá-las. Pela mente, o bebê é capaz de usar o tempo como forma de medida e também medir o espaço. A mente também relaciona causa e efeito.

Seria bastante instrutivo comparar os condicionamentos ligados à mente e à psique; um tal estudo poderia lançar luz sobre as diferenças existentes entre os dois fenômenos, tantas vezes confundidos um com o outro.

A capacidade de a mente infantil ajudar a mãe em seu manejo[3] varia muito, é claro, de bebê para bebê. A maioria das mães é capaz de adaptar-se à boa ou má capacidade mental daquele bebê, e de progredir tão rápida ou tão lentamente quanto ele. Entretanto, é fácil uma mãe sagaz entrar em descompasso com um de seus filhos, dotado de capacidade intelectual limitada; do mesmo modo, o filho esperto está sujeito a perder contato com uma mãe lenta.

A partir de certa idade o filho torna-se capaz de aceitar algumas características da mãe, conquistando alguma independência em relação à incapacidade materna de adaptar-se às necessidades do bebê; isso, porém, raramente ocorre antes do primeiro aniversário.

---

3 Em inglês, *management*, termo que se traduz por manejo, administração, gestão, trato ou cuidado, a depender do contexto. O uso da mesma palavra para designar uma tarefa comum a diferentes figuras – psicoterapeuta, assistente social, professora, pais etc. – que lidam com a criança aponta para a tentativa de Winnicott, evidenciada nesta coletânea, de apresentar o *management* nesses diferentes contextos como um trabalho contínuo e compartilhado por todas essas figuras. Apesar de o termo *management* em português em geral ser reservado ao contexto clínico, manteremos a tradução como "manejo" sempre que possível, a fim de explicitar a especificidade dessa modalidade de cuidado e sua afinidade nos vários tipos de relação em que é evocada. [N.E.]

FANTASIA E IMAGINAÇÃO

Típica do bebê humano é a fantasia, que pode ser definida como elaboração imaginativa das funções físicas. A fantasia logo torna-se infinitamente complexa, mas é possível que de início seja restrita em termos de quantidade. A observação direta não possibilita avaliar as fantasias de um bebê pequeno, mas todo tipo de brincar indica a existência de fantasia.

Será conveniente acompanhar o desenvolvimento da fantasia por meio de uma classificação artificial:

1 Simples elaboração de função.
2 Distinção entre: antecipação, experiência e memória.
3 Experiência em termos da memória da experiência.
4 Localização da fantasia dentro ou fora do self, com intercâmbios e constante enriquecimento entre ambos.
5 Construção de um mundo interno ou pessoal, com um senso de responsabilidade pelo que existe e ocorre lá dentro.
6 Separação entre consciência e inconsciente. O inconsciente inclui aspectos da psique que, de tão primitivos, nunca se tornam conscientes, e também certos aspectos da psique ou do funcionamento mental que se tornam inacessíveis à consciência a título de defesa contra a ansiedade (ao que se chama inconsciente reprimido).

A fantasia evolui consideravelmente no decorrer do primeiro ano de vida. É importante reafirmar que, embora isso (como todo crescimento) ocorra como manifestação da tendência natural ao crescimento, a evolução é certamente tolhida ou distorcida na ausência de certas condições. A natureza dessas condições pode ser estudada e até determinada.

REALIDADE PESSOAL (INTERNA)

O mundo interno do indivíduo já tomou uma organização definida ao fim do primeiro ano de vida. Elementos positivos são derivados de uma interpretação própria dos padrões da experiência pessoal, especialmente a de nível instintivo, e baseiam-se em última instância nas características hereditárias inatas ao indivíduo (na medida em que estas já possam ter-se manifestado). Essa amostra do mundo do bebê, que é pessoal, vai se organizando de acordo com mecanismos complexos que têm por objetivo:

1. A preservação do que se sente ser "bom", isto é, aceitável e revigorante para o self (ego).
2. O isolamento do que se sente ser "mau", isto é, inaceitável, persecutório ou imposto pela realidade externa sem aceitação (trauma).
3. A preservação de um espaço, na realidade psíquica pessoal, em que objetos tenham entre si relacionamentos vivos – de excitação e até de agressividade, e também de afeto.

Ao fim do primeiro ano, chegam a manifestar-se até mesmo os primeiros traços de defesas secundárias que surgem em resposta ao colapso da organização primária; por exemplo, um amortecimento generalizado de toda a vida interior, que se manifesta clinicamente como estado de espírito depressivo; ou uma projeção intensa de elementos do mundo interno sobre a realidade externa, manifestando-se clinicamente numa atitude em relação ao mundo marcada pela paranoia. Uma manifestação clínica muito comum deste último caso são os caprichos relativos à comida; por exemplo, as implicâncias com a nata no leite.

A visão que o bebê tem do mundo exterior ao self baseia-se em grande medida no padrão da realidade pessoal interna; cabe notar que o comportamento real do ambiente em relação a um bebê é até certo ponto afetado pelas expectativas positivas e negativas do próprio bebê.

VIDA INSTINTIVA

A princípio, a vida instintiva do bebê baseia-se no funcionamento alimentar. Os interesses ligados às mãos e à boca predominam, mas as funções excretoras aos poucos vão acrescentando sua contribuição. A começar de certa idade, talvez aos cinco meses, o bebê torna-se capaz de relacionar a excreção à alimentação, e vincular fezes e urina ao consumo oral. De par com isso tem início o desenvolvimento do mundo pessoal interno, que, consequentemente, tende a ser localizado na barriga. Originando-se desse padrão simples, a experiência do psique-soma se alastra até abarcar o funcionamento corporal como um todo.

A respiração associa-se ao que estiver predominando no momento, de modo que pode ser vinculada ora à ingestão, ora à excreção. É característica importante da respiração que, exceto durante o choro, ela deixa sempre patente a continuidade entre interior e exterior, configurando assim uma falha nas defesas.

Todas as funções tendem a ter uma qualidade orgástica, na medida em que todas, cada uma a seu modo, contêm uma fase de preparação e estímulo local, um clímax com envolvimento corporal generalizado, e um período de pós-satisfação.

A função anal vai adquirindo com o tempo mais e mais importância, a ponto de poder vir a predominar sobre a função oral. O orgasmo ligado à excreção é normalmente um orgasmo excretório, mas, em certas circunstâncias, o ânus pode tornar-se um órgão de admissão, tomando para si parte da importância da função oral e de ingestão. Naturalmente, as manipulações anais aumentam a probabilidade de ocorrência de tal complicação.

Tanto para meninos como para meninas, a excreção urinária pode ser orgástica e, na mesma proporção, excitante e satisfatória. Contudo, a satisfação orgástica depende, em boa parte, do *timing*. Esforços no sentido de ensinar o bebê desde muito cedo a controlar seus processos excretórios, se bem-sucedidos, podem privá-lo das satisfações físicas que pertencem propriamente à infância inicial; as consequências de um treinamento precoce são imensas e, não raro, desastrosas.

A excitação genital não tem grande importância no primeiro ano de vida. Não obstante, os meninos podem apresentar ereção e as meninas, atividades vaginais, ocorrendo ambos sobretudo em associação com a alimentação excitada ou com a ideia de alimentação. As atividades vaginais podem ser estimuladas pela manipulação anal. No primeiro ano de vida, a ereção fálica começa a adquirir uma importância própria, o mesmo acontecendo com a estimulação do clitóris. Mas não é comum que, à época do primeiro aniversário, a menina já tenha começado a apresentar inveja do órgão genital do menino, órgão este que, comparado com o clitóris ou a vulva, é bastante evidente quando adormecido e ainda mais quando estimulado. Essa discrepância tenderá a ocasionar ostentação e inveja no decorrer do ano seguinte, ou dos dois anos seguintes. (A função e as fantasias genitais só passam a ter predominância sobre as funções ingestiva e excretora em algum momento do período compreendido, *grosso modo*, entre as idades de dois e cinco anos.)

I. O PRIMEIRO ANO DE VIDA

Durante o primeiro ano de vida, as experiências instintivas são as portadoras da capacidade rapidamente crescente do bebê de relacionar-se com objetos, capacidade essa que culmina num relacionamento amoroso entre duas pessoas inteiras, mãe e bebê. O relacionamento triangular, com sua riqueza e suas complicações específicas, vai aparecendo como fator novo na vida do bebê por volta da época de seu primeiro aniversário, mas só atinge sua plena extensão quando a criança já começou a andar, e quando o aspecto genital adquire predominância sobre as diversas modalidades de funcionamento alimentar instintivo e de fantasias.

O leitor reconhecerá facilmente em meio a essa exposição a teoria freudiana da sexualidade infantil, que foi a primeira contribuição da psicanálise ao entendimento da vida emocional dos bebês. A própria ideia da existência de uma vida instintiva na infância provocou fortes reações no ânimo público; hoje, porém, reconhece-se claramente que essa teoria é o tema central da psicologia da infância inicial normal, bem como do estudo das raízes da psiconeurose.

RELAÇÕES DE OBJETO

O bebê de um ano por vezes é uma pessoa inteira que se relaciona com outras pessoas inteiras. Isso é uma aquisição que se desenvolve aos poucos, e só vira realidade quando as condições são suficientemente boas.

O primeiro estado caracteriza-se pela relação com objetos parciais – como no caso do bebê que se relaciona com o seio, não havendo consciência da figura da mãe, embora o bebê possa "conhecer" a mãe em momentos de contato afetuoso.

É a gradual integração da personalidade do bebê que faz com que o objeto parcial (seio etc.) possa ser entendido pelo bebê como pertencente a uma pessoa inteira. Esse aspecto do desenvolvimento acarreta ansiedades específicas. Trataremos delas mais adiante, na discussão sobre a capacidade de sentir consideração (pp. 32-33).[4]

Além do reconhecimento do objeto inteiro, surge o germe de um senso de dependência e, por conseguinte, o germe da necessidade de independência. Também a percepção da confiabilidade da mãe torna possível a existência da qualidade de confiabilidade no bebê.

Num estágio anterior, antes de o bebê começar a operar como unidade, as relações de objeto têm a natureza de uma união de parte com parte. Em qualquer estágio de que se trate, constata-se um grau extremo de variabilidade no que toca à existência de um self inteiro, capaz de viver experiências e reter a memória delas.

ESPONTANEIDADE

O impulso instintivo cria uma situação que pode ou evoluir para a satisfação, ou se diluir em insatisfação difusa ou em desconforto generalizado da psique e do soma. Há hora certa para a satisfação de um impulso, um clímax interno que deve vir junto com a experiência de fato. As satisfações têm extrema importância para o bebê em seu primeiro ano de vida, e a capacidade de esperar só pode ser adquirida de modo gradual. O que se

---

[4] No original, *capacity for concern*. *Concern* tem o sentido de se preocupar e de estar implicado. [N.R.T.]

pede, evidentemente, é que o bebê sacrifique sua espontaneidade e em troca obedeça às necessidades daqueles responsáveis por seus cuidados. Muitas vezes exigimos dos bebês mais do que de nós mesmos conseguimos cumprir.

A espontaneidade, assim, é ameaçada por dois conjuntos de fatores:

1. O desejo da mãe de libertar-se das amarras da maternidade; a isso pode sobrepor-se a falsa ideia de que uma mãe deve educar seu bebê desde muito cedo a fim de produzir um "bom menino".
2. O desenvolvimento de complexos mecanismos de restrição da espontaneidade no interior do próprio bebê (o estabelecimento de um superego).

É esse desenvolvimento do controle a partir de dentro que proporciona a única base verdadeira da moralidade, e a moralidade tem início já no primeiro ano de vida do indivíduo. Ela surge como consequência de medos rudimentares de retaliação e prolonga-se na sujeição da vida instintiva do bebê (que começa a estabelecer-se como uma pessoa dotada de sentido de consideração); ela protege os objetos de amor da explosão total do amor primordial, amor esse impiedoso e cujo único fim é satisfazer os impulsos instintivos.

De início, a mecânica do autocontrole é tão rudimentar quanto os próprios impulsos, e a severidade da mãe ajuda por ser menos brutal e mais humana; pois uma mãe pode ser desafiada, porém a inibição de um impulso vindo de dentro é passível de ter efeito total. A severidade das mães, portanto, tem um papel inesperado: leva, de modo progressivo e gentil, à obediência, e salva o bebê da ferocidade do autocontrole.

Pela evolução natural, supondo-se que as condições exteriores permaneçam favoráveis, o bebê estabelece uma severidade interna de caráter "humano", adquirindo seu autocontrole sem perder demais daquela espontaneidade que, só ela, faz a vida valer a pena.

CAPACIDADE CRIATIVA

O tema da espontaneidade naturalmente nos leva a considerar o impulso criativo, o qual (mais que tudo) dá à criança a prova de que está viva.

O impulso criativo inato desaparece a menos que seja correspondido pela realidade externa ("realizado"). Todo bebê tem que recriar o mundo, mas isso só é possível se, pouco a pouco, o mundo for se apresentando em seus momentos de atividade criativa. O bebê estende a mão e encontra o seio, e criou-se o seio. O sucesso dessa operação depende da sensibilidade da adaptação da mãe às necessidades de seu bebê, sobretudo no começo.

A partir disso há uma progressão natural para que o bebê crie o conjunto de toda a realidade exterior, e para o criar contínuo que, de início, necessita de uma audiência e, por fim, acaba por criar até mesmo a audiência. Os dolorosos primeiros estágios desse processo vitalício desenrolam-se na infância inicial e dependem da capacidade da mãe de apresentar a amostra da realidade no momento mais ou menos exato. Ela é capaz de fazê-lo porque, temporariamente, encontra-se identificada em grau extremo com seu bebê.

MOTILIDADE – AGRESSIVIDADE

A motilidade é uma característica do feto vivo, e os movimentos de um bebê prematuro numa incubadora, presume-se, nos dão uma ideia do que seja o feto no útero pouco antes de nascer. A motilidade é precursora da agressividade, termo esse que vai ganhando significado à medida que o bebê cresce. São casos particulares de agressividade o ato de agarrar com as mãos e a mastigação, que depois se transformam no ato de morder. No bebê sadio, grande parte do potencial de agressividade funde-se às experiências instintivas e ao padrão dos relacionamentos do pequeno indivíduo. Para que esse desenvolvimento ocorra são necessárias condições ambientais suficientemente boas.

Em casos de enfermidade, só uma pequena proporção do potencial de agressividade vem a fundir-se com a vida erótica, e o bebê passa a ser atormentado por certos impulsos que não fazem sentido. Esses, ao fim, levam à destrutividade na relação com objetos ou, o que é pior, constituem as bases de uma atividade inteiramente sem sentido, de que seriam exemplos as convulsões. É possível que essa agressividade não fundida se manifeste na forma de uma expectativa ou de um ataque. Essa é uma das patologias do desenvolvimento emocional que se evidencia desde muito cedo, e que mais tarde manifesta-se como um distúrbio psiquiátrico. Tal distúrbio, obviamente, pode apresentar traços de paranoia.

O potencial de agressividade é extremamente variável, pois depende não só de fatores inatos como também dos acidentes ambientais; certas dificuldades de parto, por exemplo, podem afetar de modo profundo o estado do bebê recém-nascido; mesmo um parto normal pode apresentar características traumáticas para a psique imatura do bebê, que não conhece outra defesa a não ser reagir, o que implica temporariamente deixar de existir nos próprios termos.

CAPACIDADE PARA A CONSIDERAÇÃO

Em algum momento da segunda metade do primeiro ano de vida do bebê normal, ele começa a demonstrar certa capacidade para sentir consideração, ou a habilidade de sentir culpa. Trata-se aqui de um estado de coisas altamente complexo que depende da integração da personalidade do bebê numa unidade e está vinculado à aceitação, por parte dele, da responsabilidade por toda a fantasia pertencente ao momento instintivo. A presença contínua da mãe (ou de sua substituta) é precondição necessária para essa realização altamente sofisticada, e a atitude da mãe deve comportar um elemento de prontidão para ver e aceitar os esforços imaturos do bebê que está tentando contribuir, isto é, que está tentando reparar, amar construtivamente. Esse importante estágio do desenvolvimento emocional foi estudado em detalhes por Melanie Klein em sua ampliação da teoria psicanalítica (freudiana), para abarcar as origens do sentimento de culpa pessoal, a ânsia de agir de forma construtiva e de dar. Assim, a potência (e a aceitação da potência) tem uma de suas raízes no desenvolvimento emocional que ocorre antes (bem como depois) do primeiro aniversário.

POSSES

À idade de um ano, a maioria dos bebês já adotou um ou mais objetos macios, ursinhos, bonecas de pano etc., que lhes são importantes. (Alguns meninos preferem objetos duros.) Tais objetos obviamente desempenham o papel de objetos parciais, representando sobretudo o seio, e é só aos poucos que passam a ocupar o lugar de bebês, do pai ou da mãe.

É muito interessante estudar o uso que o bebê faz do primeiro objeto adotado, que talvez seja uma ponta do cobertor, um paninho ou um lenço de seda. Esse objeto pode adquirir importância vital, e pode ter o valor de um objeto intermediário entre o self e o mundo exterior. Tipicamente, podemos ver um bebê indo dormir agarrado a um tal objeto (que chamo de "objeto transicional"), ao mesmo tempo que suga o polegar ou dois outros dedos, e talvez coçando o nariz ou o lábio superior. O padrão é próprio de cada bebê; esse padrão, que se manifesta à hora de dormir ou em momentos de solidão, tristeza ou ansiedade, pode persistir até o fim da infância ou mesmo na vida adulta. Tudo isso faz parte do desenvolvimento emocional normal.

Esses fenômenos (a que chamo transicionais) parecem constituir a base de toda a vida cultural do ser humano adulto.

Uma deprivação[5] severa pode acarretar uma perda da capacidade de fazer uso da técnica costumeira, causando inquietação e insônia. Claramente, o polegar na boca e a boneca de

---

5   Mais precisamente, na obra de Winnicott o termo *privation* diz respeito à privação em termos primitivos: à falta de sustentação ambiental, de uma mãe-ambiente que daria sustentação ativa para que o sentimento de ser pudesse ser experienciado. A deprivação, por sua vez, supõe a experiência de sustentação ambiental e uma perda posterior, gerando a percepção de ter sido roubado ou agredido pela falha do ambiente. Mantivemos, portanto, "privação" para o sentido de "nunca ter tido", e "deprivação", para o de "ter tido e ter perdido". [N.E. de Leopoldo Fulgencio]

pano na mão simbolizam a um só tempo uma parte do self e uma parte do ambiente.

Eis aqui uma oportunidade de o observador estudar as origens do comportamento afetuoso. Esse estudo é importante (senão por outras razões) porque a perda da capacidade de ser afetuoso é uma das características da "criança deprivada", mais velha, a qual, do ponto de vista clínico, demonstra uma tendência antissocial e é potencial candidata à delinquência.

AMOR

À medida que o bebê cresce, o significado do termo "amor" vai se alterando, ou enriquecendo-se com novos elementos:

— Amor significa existir, respirar; estar vivo significa ser amado.
— Amor significa apetite. Aqui não há consideração, apenas a necessidade de satisfação.
— Amor significa o contato afetuoso com a mãe.
— Amor significa a integração (por parte do bebê) do objeto da experiência instintiva com a mãe inteira do contato afetuoso; dar passa a estar relacionado a receber etc.
— Amor significa afirmar os próprios direitos à mãe, ser compulsivamente voraz, forçar a mãe a compensar as (inevitáveis) deprivações por que ela é responsável.
— Amar significa cuidar da mãe (ou do objeto substituto) como ela cuidou do bebê – uma prefiguração da atitude adulta de responsabilidade.

CONCLUSÃO

Todos esses desenvolvimentos (ao lado de muitos outros) podem ser observados no primeiro ano de vida, embora nada esteja estabelecido à época do primeiro aniversário, e quase todas as aquisições podem ser perdidas diante de um colapso das provisões ambientais, ou mesmo pela ação de certas ansiedades inerentes ao amadurecimento emocional.

É bem possível que o pediatra venha a sentir-se perdido e consternado quando tentar compreender a psicologia do bebê, a qual esboçamos aqui de forma breve. Apesar disso, ele não deve se desesperar, pois normalmente poderá deixar tudo a cargo do bebê, da mãe e do pai. Mas, se uma interferência na relação mãe-bebê porventura se fizer imprescindível, que o profissional saiba então o que está fazendo, e procure abster-se de toda interferência desnecessária.

2

O RELACIONAMENTO INICIAL ENTRE UMA MÃE E SEU BEBÊ

[1960]

O PAR MÃE-BEBÊ

Num exame do relacionamento existente entre uma mãe e um bebê, é necessário distinguir aquilo que pertence à mãe daquilo que já começa a desenvolver-se no bebê.[1] Estão em jogo dois tipos distintos de identificação: a identificação da mãe com o bebê e o estado de identificação do bebê com a mãe. A mãe introduz na situação uma capacidade desenvolvida, ao passo que o bebê se encontra nesse estado porque é assim que as coisas começam.

Constatamos na mãe grávida uma identificação cada vez maior com o bebê. O bebê é ligado à ideia de um "objeto interno" na mãe, um objeto que se imagina que esteja instalado dentro dela e que ali se mantenha apesar de todos os elementos persecutórios que também têm lugar lá dentro. O bebê tem outros significados na fantasia inconsciente da mãe, mas é possível que o traço predominante aí seja uma disposição e também

---

[1] Palestra proferida à Association of Workers for Maladjusted Children, em abril de 1960 (reescrita em 1964).

2. O RELACIONAMENTO INICIAL ENTRE UMA MÃE E SEU BEBÊ

uma capacidade da mãe de drenar o interesse de seu próprio self e desviá-lo para o bebê. Já denominei esse aspecto da atitude da mãe como "preocupação materna primária".

A meu ver, é isso que confere à mãe uma capacidade especial de fazer a coisa certa. Ela sabe como o bebê pode estar se sentindo. Ninguém mais sabe. Os médicos e as enfermeiras talvez saibam muito a respeito de psicologia, e certamente conhecem tudo sobre a saúde e a doença do corpo. Mas não sabem como o bebê está se sentindo a cada minuto, pois estão fora dessa área de experiência.

Essa realidade pode ser afetada por dois tipos de distúrbios maternos. Num extremo, temos a mãe cujos interesses próprios têm caráter tão compulsivo que não podem ser abandonados, de modo que ela é incapaz de mergulhar nessa extraordinária condição que quase se assemelha a uma doença, embora, na verdade, seja um claro sinal de boa saúde. No outro extremo temos a mãe que tende a estar sempre preocupada, e nesse caso o bebê torna-se sua preocupação *patológica*. Essa mãe pode ter uma capacidade especial de emprestar o próprio self para o bebê, mas qual o resultado final disso? É normal que a mãe vá recuperando seus interesses próprios à medida que o bebê lhe permita fazê-lo. A mãe patologicamente preocupada não só permanece identificada a seu bebê por tempo demais, como também passa de súbito da preocupação com o bebê para sua preocupação anterior.

Quando a mãe normal vai se recuperando de sua preocupação com o bebê, o que ocorre é uma espécie de desmame. O primeiro tipo de mãe doente não consegue desmamar o bebê porque este nunca a teve de fato para si, de modo que o desmame não tem sentido; a outra mãe doente é incapaz de desmamar, ou tende a fazê-lo subitamente, sem dar atenção à crescente necessidade do próprio de ser desmamado.

Encontramos fatos análogos a todos estes quando consideramos nosso próprio trabalho terapêutico com crianças. As crianças colocadas sob nosso cuidado, na medida em que precisam de terapia, atravessam fases em que regridem e revivem (ou, conosco, vivem pela primeira vez) os relacionamentos primeiros que não foram satisfatórios no passado. Somos capazes de nos identificar com elas assim como a mãe identifica-se com seu bebê, de forma temporária mas plena.

Ao pensarmos nesse tipo de coisa que ocorre aos pais, estamos pisando terra firme, mas quando pensamos num *instinto materno*, nossa teoria emperra, e terminamos por nos perder numa confusa mistura de seres humanos com animais. De fato, a maioria dos animais cumpre bastante bem essa maternagem inicial e, nos primeiros estágios do processo evolutivo, os reflexos e respostas instintivos simples bastavam. Mas, de um modo ou de outro, as mães e bebês humanos têm certas qualidades humanas que devem ser respeitadas. Também têm reflexos e instintos grosseiros, mas não é possível descrever satisfatoriamente o ser humano em termos daquilo que ele compartilha com os animais.

É importante, embora óbvio, notar que, estando a mãe no estado que descrevi, ela se torna altamente vulnerável. Isso às vezes passa despercebido, devido ao fato de em geral haver algum tipo de provisão em torno da mãe, mobilizada talvez por seu marido. Esses fenômenos secundários podem se organizar naturalmente em torno de uma gravidez, assim como o estado especial da mãe em torno do bebê. É no caso de um colapso das forças protetoras naturais que se constata o quão vulnerável está a mãe. Tocamos aqui num assunto vasto, que se vincula à questão dos chamados distúrbios mentais puerperais a que as mulheres podem estar sujeitas. Além de ser difícil para certas mulheres alcançar o desenvolvimento da preocupação materna primária, o processo de recobrar a partir daí uma atitude normal em relação à vida e ao self pode produzir enfermidades clínicas. Tais enfermidades podem ser ocasionadas, em certa medida, por uma falha da cobertura protetora, uma falha daquilo que permite à mãe estar voltada para dentro e esquecer todos os perigos externos enquanto dure sua preocupação materna.

A IDENTIFICAÇÃO DO BEBÊ COM A MÃE

Ao tratar do estado de identificação do bebê, refiro-me ao bebê a ponto de nascer, ao recém-nascido ou ao bebê de poucas semanas ou meses. O bebê de seis meses já está saindo do estado que ora considero.

O problema é tão delicado e tão complexo que não podemos esperar obter resultados de nossas reflexões se não partirmos do pressuposto de que o bebê em questão tem uma mãe suficientemente boa. Só na presença dessa mãe suficientemente boa pode o bebê iniciar um processo de desenvolvimento pessoal e real. Se a maternagem não for suficientemente boa, o bebê torna-se uma coleção de reações à intrusão; o self verdadeiro do bebê não consegue se formar ou permanece oculto por trás de um falso self que a um só tempo obedece e desvia dos golpes desferidos pelo mundo.

Ignoremos essa complicação, e consideremos apenas aquele bebê que, tendo uma mãe suficientemente boa, pode realmente começar a se desenvolver. Acerca desse bebê, eu afirmaria: seu ego é simultaneamente fraco e forte. Tudo depende da capacidade da mãe de dar apoio egoico. O ego da mãe está em harmonia com o ego do bebê, e ela só pode dar apoio se for capaz de orientar-se para o bebê, segundo o processo que já descrevi em parte.

Quando o par mãe-bebê funciona bem, o ego do bebê é de fato muito forte, pois é apoiado em todos os aspectos. O ego reforçado (e, portanto, forte) do bebê é desde muito cedo capaz de organizar defesas e desenvolver padrões que são pessoais e fortemente marcados por tendências hereditárias.

Essa imagem do ego tanto fraco como forte aplica-se também ao caso dos pacientes (crianças e adultos) que estão regredidos e dependentes na situação terapêutica. Vou me concentrar, porém, na descrição do bebê. É esse bebê, cujo ego é forte *devido ao apoio do ego da mãe,* que logo se torna – realmente, verdadeiramente – ele mesmo ou ela mesma. Se o apoio do ego da mãe não existe, ou é fraco, ou intermitente, o bebê não consegue desenvolver-se nos moldes de um percurso pessoal; o desenvolvimento passa então, como já disse, a estar mais relacionado com uma sucessão de reações a colapsos ambientais que com as pressões internas e fatores genéticos. Os bebês bem cuidados rapidamente estabelecem-se como pessoas, cada um deles diferente de todos os outros bebês que já existiram ou existirão, ao passo que os que recebem apoio egoico inadequado ou patológico tendem a apresentar padrões de comportamento semelhantes (inquieto, desconfiado, apático, inibido, submisso). Na situação terapêutica de cuidados infantis, o profissional não raro é recompensado pelo surgimento de uma criança que, pela primeira vez, é um indivíduo.

Esse tanto de teoria é necessário para quem deseja compreender esta estranha realidade em que vivem os bebês, onde *nada ainda se distinguiu como não eu,* de modo que *ainda não existe um EU.* Aqui, a identificação é aquilo com que o bebê *começa.* Não significa que o bebê se identifica com a mãe, mas que não há conhecimento da mãe ou de qualquer objeto externo ao self; e mesmo essa afirmação está incorreta, pois ainda não existe um self. Poderíamos dizer que, nesse estágio precoce, o self do bebê é apenas potencial. *Retornando* a esse estado, o indivíduo funde-se no self da mãe. O self de cada bebê ainda não se formou, e logo não se pode dizer que esteja fundido, mas as memórias e expectativas podem agora começar a acumular-se e formar-se. Devemos lembrar que essas coisas só ocorrem quando o ego do bebê é forte, por ser reforçado.

Ao considerarmos esse estado do bebê, devemos retroceder um estágio além do que costumamos fazer. Por exemplo: sabemos o que é a desintegração, e isso nos conduz facilmente à ideia de integração. Mas no presente contexto, para expressar o que queremos dizer, precisamos de uma expressão como *não integração*. Do mesmo modo, conhecemos a despersonalização, o que facilmente nos leva a intuir a existência de um processo de constituição da pessoa, um processo de estabelecimento de união ou vínculo entre o corpo, ou as funções corporais, e a psique (independente do que isso possa significar). Mas, ao considerarmos o crescimento primordial, temos que conceber que um tal problema nem sequer chegou a colocar-se para o bebê, cuja psique está apenas começando a elaborar-se em torno do funcionamento corporal.

Ou ainda: temos conhecimento das relações de objeto, e daí facilmente chegamos à ideia de um processo pelo qual se estabeleça a capacidade de relacionar-se com objetos. Mas é necessário concebermos um estado anterior ao momento em que a noção de objeto passa a ter sentido para o bebê, muito embora ele esteja obtendo satisfação ao relacionar-se com algo que vemos como objeto, ou a que poderíamos chamar objeto parcial.

Essas questões muito primitivas começam quando a mãe, identificando-se com seu bebê, tem capacidade e disposição para dar apoio no momento exato em que for necessário.

A FUNÇÃO MATERNA

Com base nessas considerações, torna-se possível categorizar a função da mãe suficientemente boa nesses primeiros estágios. Tais funções podem ser reduzidas a:

1 Sustentação [*holding*].[2]
2 Manuseio.
3 Apresentação de objetos.

1 A sustentação tem muita relação com a capacidade da mãe de identificar-se com seu bebê. A sustentação satisfatória é uma porção básica de cuidado, só experimentada nas rea-

---

[2] A sustentação ou *holding* é descrita por Winnicott como uma fase em que a mãe ou substituta: "Protege da lesão fisiológica; leva em conta a sensibilidade cutânea do bebê [...] e a falta de conhecimento do bebê acerca da existência de qualquer coisa que não si mesmo; inclui a rotina completa do cuidado dia e noite, e não é igual para dois bebês, porque é parte do bebê, e dois bebês nunca são iguais; segue também as mudanças instantâneas do dia a dia que fazem parte do crescimento e do desenvolvimento do bebê, tanto físico como psicológico" ("A teoria do relacionamento pais-bebê" [1960], in *Processos de amadurecimento e ambiente facilitador* [1965], trad. Irineo Ortiz. São Paulo: Ubu Editora, 2022, pp. 60-61). [N.R.T.]

2. O RELACIONAMENTO INICIAL ENTRE UMA MÃE E SEU BEBÊ

ções a uma sustentação falha. A sustentação falha produz extrema aflição na criança, sendo fonte:

— Da sensação de despedaçamento.
— Da sensação de estar caindo para sempre.
— De um sentimento de que a realidade exterior não pode ser usada para o reconforto interno.
— De outras ansiedades que são geralmente classificadas como "psicóticas".

2   O manuseio facilita a formação de uma parceria psicossomática no bebê. Isso contribui para a formação do sentido do "real", em oposição a "irreal". O manuseio falho trabalha contra o desenvolvimento do tônus muscular e da chamada "coordenação", e também contra a capacidade de o bebê gozar a experiência do funcionamento corporal, e de SER.

3   A apresentação de objetos ou a "realização" (isto é, o tornar real o impulso criativo do bebê) dá início à capacidade do bebê de relacionar-se com objetos. As falhas na apresentação de objetos bloqueiam ainda mais o desenvolvimento da capacidade do bebê de sentir-se real em sua relação com o mundo dos objetos e dos fenômenos.

O desenvolvimento, em poucas palavras, é uma função da herança de um *processo de amadurecimento,* e da acumulação de experiências de vida; mas esse desenvolvimento só pode ocorrer num *ambiente facilitador*. A importância desse ambiente facilitador é absoluta no início, e a seguir relativa; o processo de desenvolvimento pode ser descrito em termos de dependência absoluta, dependência relativa e um caminhar rumo à independência.

RESUMO

Procurei, portanto, descrever aqui o par mãe-bebê visto pelo lado do bebê. A rigor, o que encontramos não pode de modo algum ser chamado identificação. Trata-se de algo que, partindo de uma não organização, vai-se organizando sob condições altamente especializadas e, aos poucos, separando-se da matriz facilitadora. É isso que se forma no útero e aos poucos evolui para tornar-se um ser humano. Mas trata-se de algo que nunca poderia ocorrer num tubo de ensaio, por maior que ele fosse. Nós testemunhamos, mesmo sem enxergar, a evolução da experiência imatura do par mãe-bebê – uma parceria entre mãe e bebê em que a mãe, por meio de certo tipo de identificação, vai ao encontro do estado original de não diferenciação do bebê. Na ausência desse estado especial da mãe, a que já me referi, o bebê não consegue emergir verdadeiramente do estado original. Na melhor das hipóteses, pode desenvolver um falso self que esconde todo vestígio que possa haver do self verdadeiro.

Em nossa atividade *terapêutica,* reiteradamente nos envolvemos com pacientes; atravessamos uma fase em que ficamos vulneráveis (como a mãe) por causa de nosso envolvimento; identificamo-nos com a criança, que por algum tempo permanece dependente de nós num grau extremo; assistimos à queda do falso self ou dos falsos selves da criança; assistimos ao novo nascimento de um self verdadeiro, dotado de um ego que é forte porque nós, assim como uma mãe a seu filho, fomos capazes de dar-lhe apoio egoico. Se tudo corre bem, constatamos ao fim o surgimento de uma criança cujo ego pode organizar as próprias defesas contra as ansiedades decorrentes dos impulsos e da experiência do id. Devido a nossa ação, nasce um "novo" ser, um ser humano verdadeiro, capaz de viver uma vida indepen-

2. O RELACIONAMENTO INICIAL ENTRE UMA MÃE E SEU BEBÊ

dente. Minha tese é de que, na terapia, tentamos imitar o processo natural que caracteriza o comportamento de qualquer mãe em relação a seu bebê. Se a tese estiver correta, deduz-se que é o par mãe-bebê que pode nos ensinar os princípios básicos sobre os quais deve fundar-se nosso trabalho terapêutico, quando estivermos tratando de crianças cuja maternagem inicial não foi "suficientemente boa" ou foi interrompida.

3

CRESCIMENTO E DESENVOLVIMENTO NA FASE IMATURA

[1950]

O leitor deve saber que sou fruto da escola freudiana, ou psicanalítica. Isso não significa que eu tome como certo tudo o que Freud disse ou escreveu; isso seria em todo caso absurdo, visto que Freud continuou desenvolvendo suas teorias – isto é, modificando-as (de modo ordenado, como qualquer cientista) – até o momento de sua morte, em 1939.

Na verdade, Freud veio a acreditar em certas coisas que eu e muitos analistas julgamos estar erradas, mas isso simplesmente não importa. O fato é que Freud instituiu uma abordagem científica ao problema do desenvolvimento humano; superou a relutância em falar abertamente de sexo e especialmente da sexualidade dos bebês e das crianças, e considerou os instintos como básicos e dignos de estudo; legou-nos um método a ser utilizado e desenvolvido, e que poderia ser estudado, ou seja, mediante o qual poderíamos conferir as observações de outros e contribuir com nossas próprias; demonstrou a existência do inconsciente reprimido e das operações do conflito inconsciente; insistiu no pleno reconhecimento da realidade psíquica (o que é real no indivíduo, e não apenas o realizado em ato); procurou, intrepidamente, formular teorias relativas aos processos mentais, algumas das quais tornaram-se amplamente aceitas.

De tudo o que foi dito, há algo aqui a destacar. Cada indivíduo surge, desenvolve-se e torna-se maduro; não se pode considerar a maturidade adulta como algo separado do desenvolvimento anterior. Esse desenvolvimento é extremamente complexo, e transcorre de modo contínuo desde o nascimento, ou desde antes, até a velhice, passando pela idade adulta. Não podemos pensar em relegar nada a segundo plano, nem as ocorrências da infância inicial, nem mesmo as da primeiríssima infância.

Neste momento devemos fazer uma pausa e pensar nas metas de nosso trabalho. Nossa preocupação é prover um ambiente adequado aos bebês, às crianças pequenas e às mais velhas – ambiente esse que dará a cada indivíduo a oportunidade de, aos poucos e a seu modo, tornar-se uma pessoa que tem um lugar na comunidade sem por isso perder sua individualidade. Não queremos que as crianças sob nosso cuidado se tornem membros de uma destas duas categorias extremas: de um lado aqueles que, embora dirigindo seus interesses à comunidade, têm vida pessoal tão insatisfatória que não conseguem perceber a atividade do próprio self; de outro, aqueles que só obtêm satisfação pessoal à custa de negligenciar suas relações com a sociedade, ou talvez sob pena de tornarem-se antissociais ou loucos. Pois sabemos que as pessoas enquadradas em qualquer desses dois extremos são infelizes; elas sofrem. Alguns só encontram sua expressão pessoal no ato de suicídio. Alguém os decepcionou, ou então algo deu errado no ambiente em que cresceram em um ou mais dos estágios iniciais de desenvolvimento, e é difícil consertar as coisas numa data tão posterior.

Mas, voltando às crianças pequenas: quando proporcionamos às crianças o tipo certo de "vida boa", temos em vista determinado objetivo – a saber, o de tornar possível o crescimento de cada criança até o estado adulto, o qual, no coletivo, chama-se democracia. Sabemos, contudo, quão importante é não situar as crianças pequenas numa posição que lhes seja avançada demais. Além disso, sabemos quão fútil é a ideia de "ensinar" democracia como algo distinto de dar aos indivíduos as condições de crescer, amadurecer e tornar-se o próprio material de que a democracia é feita.[1]

Gostaria de mencionar aqui alguns equivalentes primários do que mais tarde pode-se tornar, dadas as circunstâncias favoráveis, a base material da democracia. Não levarei em conta o trato de crianças mais velhas, que devem participar de clubes e outras instituições adequadas a sua idade. Num estágio anterior, porém, pode-se constituir decerto o germe disso, permitindo-se às crianças assumir *temporariamente* certas funções comunitárias. Não devemos esperar que lobinhos e fadinhas dirijam seus próprios grupos, mas sabemos que há *momentos* em que um lobinho ou uma fadinha gostaria de brincar de comandante. E a brincadeira tem um caráter tão sério quanto prazeroso.

Há certos casos em que uma irmã mais velha, ainda criança, tem que assumir o papel e todas as responsabilidades de mãe, e nós sabemos como essa tarefa, se bem realizada, pode contribuir para esgotar na menina toda espontaneidade e todo sentido dos direitos do próprio self; esse é o tipo de coisa que não se pode evitar. Normalmente, porém, toda criança gosta de sentir-se responsável por alguma coisa *por certo período de tempo*. Isso funciona melhor quando a ideia parte da própria

---

[1] Este tema será desenvolvido em "Algumas reflexões sobre o significado da palavra 'democracia'" [1950], in *Tudo começa em casa* [1986], trad. Paulo Sandler. São Paulo: Ubu Editora, 2021, pp. 284-308.

criança, em vez de ser imposta por nós. Mas, pouco a pouco, as crianças tornam-se capazes de identificar-se conosco e aceitar nossas imposições razoáveis sem sofrer grande perda de seu sentido do self e dos direitos do self.

Não ocorre algo parecido com isso na evolução dos desenhos das crianças? Primeiro temos um amontoado de riscos e depois, rabiscos. A criança passa então a rabiscar linhas com significados que jamais descobriríamos se ela não nos informasse. A criança vê qualquer coisa, ou tudo, nas linhas traçadas. Talvez uma linha extravase as bordas do papel e isso equivalha a fazer xixi na cama, ou a algum acidente (um copo derrubado, por exemplo) que, no momento, foi agradável para a criança, embora inconveniente para o adulto. A seguir, talvez apareça uma circunferência tosca, que a criança chama de "pato". Ela passa assim a expressar algo além do divertimento da experiência instintiva. Há aqui uma nova aquisição e por ela a criança está disposta a abdicar de alguns prazeres de tipo mais diretamente instintivo. Em breve, muito em breve, a criança já acrescenta braços e pernas ao círculo, e olhos dentro dele, e nós dizemos: "Humpty-Dumpty".[2] Riscos gerais, e de súbito a expressão direta já é coisa do passado, tendo dado lugar ao desenho propriamente dito. Mas, de novo, há aqui uma aquisição, devido à natureza construtiva do que está sendo feito – natureza reconhecida por alguém próximo e querido da criança – e devido à descoberta de uma nova forma de comunicação, mais eficiente que a fala. Logo a criança estará desenhando imagens. O tamanho e a forma da página determinam o posicionamento dos objetos representados. Há um equilíbrio de objetos e movimentos e uma inter-relação sutil entre todas as proporções. Por breve tempo, a criança transforma-se em artista. E, o que é mais

---

2   Personagem infantil com forma de ovo. [N.T.]

importante, demonstra uma capacidade crescente de conservar a espontaneidade ao mesmo tempo que se atém à forma e aos demais fatores de controle. Essa é a ideia democrática em miniatura. Sua base por enquanto é relativamente pouco sólida, pois depende da presença de uma pessoa que se relaciona com a criança que desenha. Mais tarde esse vínculo muito pessoal é quebrado, e deve ser quebrado e diluído; antes de a criança transformar-se num artista ou, com mais probabilidade, num cidadão comum, ela deve ser capaz de construir *a partir de dentro* essa pessoa em relação a quem, no exterior, a arte infantil expressava-se de modo tão rico.

Tudo isso nos leva a um ponto cada vez mais antigo, que se traduz por um ambiente cada vez mais pessoal – o que equivale a dizer que a pessoa que se relaciona com a criança precisa ser, à medida que recuamos no tempo, cada vez mais confiável.

Recuando ainda mais, há uma época em que a pessoa tem que ser mais do que apenas confiável do ponto de vista da criança. Sabemos que, em se tratando de crianças pequenas, é só o amor por aquela criança que torna a pessoa confiável o suficiente. Amamos determinada criança e mantemos com ela um relacionamento ininterrupto – já podemos dar por vencida a primeira metade da batalha. Mas retrocedamos ainda mais no tempo. Agora teremos de usar palavras ainda mais fortes. Creio que, no tocante aos primeiros meses de vida, o termo "dedicação" nos dá a justa medida do que estamos considerando. Não penso em empregar aqui palavras como "inteligente", "culto" ou "escolado", embora não as despreze. Só uma mãe dedicada (ou uma mãe substituta dedicada) pode acompanhar as necessidades de um bebê. Na minha opinião, inicialmente o bebê carece de um grau de *adaptação ativa a suas necessidades* que só pode ser provido se uma pessoa dedicada estiver fazendo tudo. É óbvio que é a própria mãe da criança a depositária natural dessa dedicação e, mesmo que se possa provar que os bebês não conhecem sua mãe até terem alguns meses de idade, continuo pensando que devemos presumir que a mãe conhece seu bebê.

A EDUCAÇÃO DOS PAIS

É possível que, a esta altura, eu seja criticado. Dirá o leitor: "Você está tomando como ponto pacífico que as mães sejam pessoas normais, e se esquece de que muitas são neuróticas e algumas, quase loucas". "Muitas levam uma vida conturbada e transmitem suas frustrações sexuais a seus bebês através de sua irritação ou de maneiras mais diretas." "É absurdo falar de mães, enfermeiras ou professoras agindo naturalmente. *Todas têm de ser ensinadas.*"

Não posso discordar de todo; mas devo dizer que, quando os que cuidam das crianças são neuróticos ou quase loucos (e muitos de fato o são), não podem ser ensinados. Temos de depositar nossas esperanças nos casos mais ou menos normais. Em nossa clínica lidamos com a anormalidade, e nos orientamos nesse sentido. Mas, ao tratar de mães e bebês comuns e ao lecionar para crianças pequenas, *devemos manter-nos firmemente voltados para o que é normal e sadio*. E as mães sadias têm muito a nos ensinar.

Como podemos ter tanta certeza de que médicos e enfermeiras que habilmente cuidam das mães em clínicas pré-natais, maternidades e hospitais públicos realmente permitem que a mãe sadia comum desempenhe sua função? As coisas melhoraram muito nos últimos anos. Hoje, não é raro vermos maternidades onde os bebês permanecem em berços ao lado da mãe. Não preciso descrever em detalhe a horrível alternativa a isso, que já é demasiado conhecida: o bebê sozinho no berçário, trazido ao quarto na hora de mamar e empurrado de encontro ao seio da mãe perplexa e até amedrontada. Do mesmo modo, e em grande parte devido à obra de John Bowlby e James Robertson,[3] hoje em dia há uma tendência maior a permitir que os pais permaneçam em contato com bebês recém-nascidos ou crianças pequenas que infelizmente precisam passar algum tempo no hospital.

É necessário que médicos e enfermeiras reconheçam que são especialistas voltados para uma direção apenas. Quanto ao estabelecimento de uma relação emocional entre a mãe e o bebê (o que inclui o início da amamentação), a mãe normal não é somente a especialista; ela é, na verdade, a única pessoa que sabe como agir em relação àquele bebê. E há uma razão para isso: sua *dedicação,* que é, nesse caso, a única motivação efetiva.

Tentando transpor essas considerações para uma realidade tão complexa quanto a da escola maternal, podemos afirmar, simplificando bastante, que em qualquer escola maternal há dois tipos de criança – e o mesmo pode-se dizer de todas as outras escolas. Há crianças cujos pais deram conta do recado e continuam dando. Essas serão as crianças desenvoltas, capazes de expressar e lidar com todos os tipos de sentimento. Por outro lado, há crianças cujos pais não foram bem-sucedidos, e devemos nos lembrar de que esse fracasso nem sempre lhes pode ser

---

3 John Bowlby, *Maternal Care and Mental Health* (London: HMSO, 1951); versão resumida, editada por Margaret Fry, *Child Care and the Growth of Love* (Harmondsworth: Penguin Books, 1953). James Robertson, *Young Children in Hospital* (London: Tavistock Publications, 1958). Cf. também dois filmes de James Robertson, *A Two Year-Old Goes to Hospital* e *Going to Hospital with Mother* (London: Tavistock Child Development Research Unit).

imputado. Pode ser culpa de um médico, ou de uma enfermeira; pode ter ocorrido como resultado da operação do acaso – um forte ataque de coqueluche, por exemplo; talvez, babás bem-intencionadas tenham mais atrapalhado que ajudado. Essas crianças, com idade suficiente para frequentar a escola maternal, carecem daquela adaptação ativa às necessidades própria das primeiras semanas e meses de vida. Elas talvez exijam essa adaptação de pessoas que não são seus pais de fato. Essa adaptação ativa tardia é chamada de "mimo", e os que mimam uma criança são amiúde criticados. E mais: como essa adaptação ativa está chegando muito tarde, a criança talvez não consiga aproveitá-la devidamente; ou então poderá requisitá-la a um grau bastante elevado e por um período bem longo. O indivíduo capaz de proporcionar isso à criança talvez venha a se encontrar numa situação muito difícil, pois a criança pode vir a desenvolver uma dependência que ele não se atreverá a romper.

Mas, enfim, o fato é que todas as escolas devem ser pensadas tendo em vista um público tríplice:

1 As crianças da primeira classe que descrevi, capazes de enriquecer-se a partir do que lhes é oferecido, e prontas a contribuir e a tirar proveito de suas contribuições.
2 As crianças que requerem dos professores aquilo que o lar não foi capaz de proporcionar – psicoterapia, e não ensino.
3 As intermediárias.

A CRIANÇA VIVA

Gostaria agora de virar esse tema pelo avesso e descrever o bebê e a criança considerando o desenvolvimento da criança viva.

Em primeiro lugar faço uma simplificação, distinguindo o *estado de excitação* do *estado de não excitação*. O *estado de excitação* obviamente envolve a operação dos instintos. Sabemos que toda função corporal tem sua elaboração imaginativa, de modo que os conflitos que se desenvolvem ligados a ideias envolvem inibições e confusões na vida corporal; o crescimento, nesse contexto, não implica apenas transpor estágios devido ao aumento da idade mas também a negociação de cada estágio que vai sendo alcançado, sem que as raízes instintivas do sentimento sofram muitas perdas. Entretanto, são exatamente nesses primeiros estágios do desenvolvimento instintivo que têm início as sérias repressões que paralisam a vida de muitos indivíduos. Quão necessárias são, pois, para a criança pequena, a estabilidade e a continuidade de seu ambiente em seus aspectos físicos e emocionais!

Embora seja exatamente esse o ponto em que se poderão encontrar as principais forças da psicologia dinâmica, sinto que não preciso reiterá-lo. A obra de Freud, que tratou especialmente desses fenômenos vitais, é hoje bastante conhecida, sobretudo pelos que se dedicam ao estudo da psicologia infantil.

Há uma progressão natural no desenvolvimento daqueles impulsos instintivos que, com sua força, quase dilaceram a criança. Num primeiro momento, naturalmente, são a boca e todos os demais mecanismos de ingestão, incluindo o agarrar com as mãos, que formam a base daquela fantasia que constitui o auge da excitação. Mais tarde, são os fenômenos de excreção e o funcionamento interno do corpo que fornecem material para fantasias de excitação. Com o tempo vê-se aparecer uma modalidade genital de excitação que domina toda a vida do menino ou da menina de dois a cinco anos de idade.

A progressão natural dessas várias espécies de ideias e organizações da excitação não chega a ser assim tão clara e simples,

3. CRESCIMENTO E DESENVOLVIMENTO NA FASE IMATURA

pois todos os estágios apresentam seus conflitos próprios, e nem o melhor dos manejos seria capaz de alterar esse fato. A natureza do bom manejo consiste sobretudo em oferecer a cada bebê um conjunto de condições consistentes para que ele possa elaborar o que lhe é específico.

Como é natural, as ideias associadas aos momentos de excitação formam a base do brincar e dos sonhos. O brincar é marcado por um tipo especial de excitação, e degringola quando vêm à tona as necessidades instintivas diretas. Os bebês só aprendem a gerir isso aos poucos. De fato, todos os adultos sabem que os melhores prazeres da vida podem ser estragados pela intromissão do excitamento corporal, e grande parte da técnica de viver consiste em encontrar modos de evitar excitações corporais que não poderão ser levadas ao clímax no momento em que surgem. Essa tarefa, naturalmente, é mais leve para aqueles cuja vida instintiva é satisfatória do que para quem precisa tolerar um alto grau de frustração em seus relacionamentos sexuais.

Por sorte, enquanto as crianças vão pouco a pouco descobrindo essa difícil realidade, podem alcançar picos de satisfação de mil maneiras características da infância. A comida, por exemplo, pode ter muita importância. O sono resolve bastante coisa. O defecar e o urinar podem ser experiências extremamente satisfatórias, assim como uma boa briga, ou uma surra. Não obstante, toda infância apresenta uma série de sintomas que reflete claramente a condição de "estar todo arrumado sem ter para onde ir": excitado, mas sem condições de atingir um clímax (ataques coléricos etc.). Essas coisas não são necessariamente anormais.

Hoje, muita gente já conhece bem essas coisas; é possível, porém, que não se tenha conhecimento de alguns dos resultados mais *indiretos* da experiência instintiva. Refiro-me ao modo pelo qual a riqueza da personalidade vai-se construindo através de experiências satisfatórias e insatisfatórias.

Neste ponto faz-se útil postular a existência de um primeiro estágio *impiedoso,* o que nos permite chamar a atenção para o fato de que, no início, as ideias excitadas e altamente destrutivas que acompanham a experiência instintiva são dirigidas para o seio da mãe sem qualquer culpa. Mas o bebê sadio logo percebe que um mais um dá dois, e descobre que o objeto tão impiedosamente atacado na fantasia é o mesmo que é amado e necessitado. O estágio impiedoso dá lugar a um estágio de *consideração.*

O bebê, agora, é obrigado a lidar com dois conjuntos de fenômenos depois de uma experiência excitante satisfatória. Uma coisa boa foi atacada, ferida e estragada, e o bebê foi enriquecido pela experiência; algo de bom se formou dentro dele. O bebê tem que ser capaz de aguentar a culpa. Com o tempo, surge uma saída para o problema: o bebê torna-se capaz de *reparar,* de consertar, de dar em troca, de devolver aquilo que (na fantasia) foi roubado. (Os leitores reconhecerão em tudo isso a teoria de Melanie Klein.)

Percebe-se, portanto, que existe aqui uma necessidade específica que o ambiente deve prover para que o bebê possa passar por isso e crescer (tecnicamente: possa atingir a "posição depressiva" no desenvolvimento emocional). O bebê deve ser capaz de tolerar o sentimento de culpa e alterar esse estado de coisas através da reparação. Para que isso aconteça, a mãe (ou alguém que a substitua) deve estar lá, viva e alerta, durante o período que durar a culpa. Para falar sem rodeios: um bebê internado em uma instituição pode ser muito bem cuidado por várias enfermeiras; mas, se a culpa proveniente das experiências da manhã atinge seu ponto de reparação à noite, quando há outra enfermeira, erra-se o alvo da reparação. A mãe que cuida de seu bebê está sempre mais ou menos por perto, e reconhece os impulsos espontâneos de construção e reparação. Ela é capaz de esperar que surjam e os reconhece quando aparecem.

Quando tudo vai bem, não se sente culpa; desenvolve-se um senso de responsabilidade. O sentimento de culpa permanece latente e só vem à tona quando a reparação é insuficiente para compensar o que foi destruído.

Muito mais poderia ser dito sobre culpa e reparação, e sobre as ansiedades infantis relativas à riqueza que se vai acumulando no interior. Se procurássemos no interior do bebê, encontraríamos também coisas assustadoras, provenientes de seus impulsos de raiva. Mas, por ora, pretendo deixar um pouco de lado as consequências das experiências de excitação e passar a considerar outra coisa. Diga-se de passagem que dificuldades nesse campo, associadas à repressão de conflitos dolorosos, dão origem às várias manifestações neuróticas e aos distúrbios de humor. Estudando o material dos estados de não excitação, porém, estaremos mais próximos de um estudo da psicose. Os distúrbios que descrevo sob a denominação geral dos estados de não excitação têm qualidade psicótica, e não neurótica: são a matéria da loucura propriamente dita. No entanto, não estou lidando com distúrbios; estou apenas descrevendo em breves palavras as tarefas que um bebê deve cumprir para desenvolver-se normalmente e com saúde.

O DESENVOLVIMENTO PARA ALÉM DA EXCITAÇÃO

Voltando-nos, então, numa abordagem bastante esquemática, aos *estados de não excitação,* o que vemos? Para começo, percebemos que estamos estudando o ego no caminhar do self em direção à autonomia. Estamos estudando, por exemplo, o desenvolvimento no bebê de um sentido de unidade da personalidade, uma capacidade de sentir-se *integrado* (às vezes, pelo menos). Também, e aos poucos, o bebê começa a perceber que habita aquela estrutura que nós identificamos muito facilmente como sendo seu próprio corpo. Tudo isso leva algum tempo, e beneficia-se muito do manejo sensível e consistente do corpo, o que envolve os banhos, exercícios etc.

Além disso, ocorre o desenvolvimento de uma capacidade de *relacionar-se* com a realidade externa. Essa tarefa complexa e difícil que todo bebê deve realizar necessita definitivamente daquela atenção que só pode ser dada por uma mãe dedicada. O mundo *objetivamente* percebido *nunca* é idêntico ao mundo concebido, ou visto subjetivamente. Esse é um problema que aflige todos os seres humanos. Mas, no início adaptando-se a seu bebê de modo ativo, a mãe superpõe a realidade externa sobre as concepções do bebê; se faz isso suficientemente bem e com frequência suficiente, a criança contenta-se em esquecer o problema por ora, retomando-o mais tarde no contexto daquele jogo chamado filosofia.

Uma coisa mais: se o ambiente se comporta bem, o bebê tem a chance de manter um sentimento de *continuidade do ser;* isso talvez remonte, no passado, aos primeiros movimentos no útero. Existindo essa continuidade, o indivíduo adquire uma estabilidade que jamais poderia obter de outro modo.

Se a realidade externa é apresentada ao bebê em doses pequenas, cuidadosamente calibradas de acordo com sua capacidade de compreensão, a criança talvez desenvolva a possibilidade de adotar uma abordagem científica dos fenômenos, podendo chegar até a empregar o método científico no estudo dos assuntos humanos. Se isso acontece e se obtém êxito, parte da responsabilidade pode ser creditada à mãe dedicada que lançou as fundações, e em seguida ao trabalho conjunto de ambos os pais e de vários cuidadores e professores – qualquer um dos quais poderia ter causado uma confusão e dificultado a obtenção última, por parte do indivíduo, de uma atitude científica. A maioria de nós, infelizmente, é obrigada a deixar ao menos certa parte da natureza humana fora do domínio da investigação científica.

CIÊNCIA E NATUREZA HUMANA

A principal mensagem deste artigo é a seguinte: aquilo que é bom, verdadeiro e natural nos seres humanos e no manejo dos seres humanos em crescimento só pode ser protegido da ação do rolo compressor da ciência se estendermos a investigação científica para todos os aspectos da natureza humana. Acho que todos seguimos para a mesma direção. Em outras palavras: desejamos que cada indivíduo possa encontrar e estabelecer sua identidade de maneira tão sólida que, com o tempo, e a seu próprio modo, ele ou ela adquira a capacidade de tornar-se membro da sociedade – um membro ativo e criativo, sem perder sua espontaneidade pessoal nem desfazer-se daquele sentido de liberdade que, em indivíduos saudáveis, vem de dentro.

APÊNDICE CLÍNICO

É bastante possível que o leitor esteja, neste momento, tomado de certa perplexidade. O bebê precisa passar por tanta coisa, e é tão grande a responsabilidade de mães, pais, enfermeiras e professores que a cada estágio têm que criar e proporcionar um ambiente o mais adequado possível. Como poderemos dar conta de tal tarefa? Todavia, devemos ter em mente que, toda vez que fazemos uma pausa no trabalho e procuramos de alguma forma avaliar nossos objetivos, como fizemos agora, criamos uma situação artificial. Assim, voltemos agora à vida real, e concluamos nossa exposição com a imagem de um bebezinho relativamente novo. (No caso, um menino, mas poderia tratar-se de uma menina.)

> Esse bebê passou por todas as fases normais: chupou o punho, chupou o dedo, coçou a pele da barriga, puxou seu umbigo e seu pênis, desfiou a borda do cobertor. Tem oito meses de idade e ainda não ingressou na costumeira fase de brincadeiras com ursinhos e bonecas. Mas encontrou um objeto macio. Adotou esse objeto. Com o tempo, esse objeto terá um nome especial. Permanecerá por alguns anos como uma coisa muito necessária para a criança, e ao fim simplesmente desaparecerá, como o velho soldado. Esse objeto é um meio-termo entre todas as coisas. *Nós* sabemos que foi presente de uma tia. Mas, do ponto de vista do bebê, ele é o compromisso perfeito. Não faz parte nem do self nem do mundo. Mas, ainda assim, é ambos. Foi concebido pelo bebê, que, no entanto, não o poderia ter produzido; ele simplesmente apareceu. Seu aparecimento deu ao bebê a ideia do que conceber. Trata-se de algo ao mesmo tempo subjetivo e objetivo. Está na fronteira entre o dentro e o fora. É sonho e é realidade.

Deixemos esse bebê com seu objeto. Ele encontra paz em sua relação com ele: naquela misteriosa meia-luz entre uma realidade pessoal, ou psíquica, e a realidade de fato, compartilhada.

4

SOBRE SEGURANÇA
[1960]

Sempre que se faz uma tentativa de enumerar as necessidades básicas de bebês e crianças, ouvimos que "as crianças precisam é de segurança".[1] Às vezes consideramos essa opinião razoável, outras vezes nem tanto. Poderíamos perguntar: o que se quer dizer com a palavra "segurança"? É certo que pais superprotetores deixam seus filhos aflitos, assim como os pais pouco confiáveis deixam os seus confusos e assustados. É evidente, assim, que a segurança pode vir em excesso, no entanto sabemos que as crianças precisam sentir-se seguras. Como explicar isso?

Os pais que conseguem manter o lar unido estão, na verdade, provendo a seus filhos algo de inestimável importância. Naturalmente, a implosão de um lar afeta as crianças. Mas, se alguém nos diz, pura e simplesmente, que as crianças precisam de segurança, sentimos que falta algo nessa afirmação. As crianças veem na segurança uma espécie de desafio; são desafiadas a provar que podem se libertar. O extremo da ideia de que a segurança é uma coisa boa implicaria, no limite, a noção de que a prisão é um bom lugar para crescer. Isso seria absurdo.

---

1   Programa de rádio da BBC, transmitido em março de 1960.

É claro que o espírito pode ser livre em qualquer lugar, mesmo numa prisão. Escreveu o poeta Richard Lovelace:

> Paredes de pedra não fazem uma prisão,
> Nem barras de aço uma jaula[2]

Com isso ele quis dizer que o fato de estar preso é apenas parte da situação. Mas as pessoas precisam viver livres para viver com imaginação. A liberdade é algo fundamental, que revela nas pessoas o que elas têm de melhor. Não obstante, convém admitir que alguns indivíduos não podem viver em liberdade, por temerem a si mesmos e ao mundo.

Para entender essa questão, creio que devemos considerar o bebê, a criança, o adolescente e o adulto, traçando a evolução não só dos indivíduos mas também daquilo que eles exigem de seu ambiente à medida que crescem. Sem dúvida é um sinal de saúde quando as crianças começam a ser capazes de desfrutar da liberdade que cada vez mais lhes conferimos. O que almejamos na educação das crianças? Esperamos que cada uma aos poucos adquira um sentido de segurança. É necessário que se edifique, no interior de cada criança, a crença em algo que não seja apenas bom, mas também confiável e durável, ou capaz de recuperar-se depois de ter se machucado ou mesmo perecido. O problema é: como se desenrola a construção desse sentido de segurança? O que conduz àquele estado satisfatório em que a criança tem confiança nas pessoas que a rodeiam e nos objetos? O que suscita aquela qualidade que chamamos de autoconfiança? O que importa é um fator inato ou pessoal, ou a aprendizagem moral? Haveria algum exemplo que se possa tomar como

---

2 *Stone walls do not a prison make,/ Nor iron bars a cage.* [N.E.]

4. SOBRE SEGURANÇA

modelo? É necessária provisão ambiental externa para produzir o efeito desejado?

Poderíamos fazer aqui uma revisão dos estágios do desenvolvimento emocional que toda criança deve atravessar para tornar-se uma pessoa sadia e, com o tempo, adulta. No decorrer dessa revisão, poderíamos falar dos processos inatos de crescimento e do modo (forçosamente muito complexo) pelo qual os seres humanos tornam-se pessoas autônomas. Todavia, desejo referir-me agora à questão da provisão ambiental, tanto no que diz respeito ao nosso papel como ao papel da sociedade em relação a nós. É o ambiente circundante que torna possível o crescimento de cada criança; sem uma confiabilidade ambiental mínima, o crescimento pessoal da criança não pode se desenrolar, ou desenrola-se com distorções. Ademais, por não haver duas crianças rigorosamente idênticas, requer-se de nós que nos adaptemos de modo específico às necessidades de cada uma. Isso significa que todo aquele que cuida de uma criança deve conhecê-la e trabalhar com base numa relação viva e pessoal com o objeto de seus cuidados, sem aplicar mecanicamente um conhecimento teórico. Basta estarmos sempre presentes, e sermos coerentemente iguais a nós mesmos, para provermos uma estabilidade que não é rígida, mas viva e humana, com a qual o bebê já pode sentir-se seguro. É em relação a isso que o bebê cresce, e é isso que ele absorve e copia.

Quando oferecemos segurança, fazemos simultaneamente duas coisas. Por um lado, nossa ajuda livra a criança do inesperado, de um sem-número de intrusões indesejáveis e de um mundo que ainda não é conhecido ou compreendido. Por outro lado, protegemos a criança dos próprios impulsos e dos efeitos que eles podem produzir. Não é necessário afirmar que os bebês muito novos necessitam de um cuidado absoluto e não conseguem se virar sozinhos. Precisam ser segurados no colo, levados daqui para lá, ser limpos e alimentados, ser mantidos na temperatura correta e protegidos de correntes de ar e ruídos altos. Seus impulsos precisam ser correspondidos e nós precisamos decifrar sua espontaneidade. Esse primeiro estágio não apresenta grandes dificuldades, pois, na maioria dos casos, o bebê tem uma mãe que por certo tempo ocupa-se quase que exclusivamente das necessidades dele. Nesse estágio, o bebê está seguro. Quando a mãe obtém êxito nisso que ela faz no início, o resultado é uma criança cujas dificuldades provêm não das intrusões do mundo, mas da vida mesma e dos conflitos que acompanham os sentimentos vivos. Assim, nas circunstâncias mais satisfatórias, isto é, na segurança de um cuidado materno suficientemente bom, o bebê começa a viver uma vida pessoal e individual.

Os bebês desde bastante cedo tornam-se capazes de defender-se contra a insegurança; nas primeiras semanas e meses, porém, estão ainda muito fracamente estabelecidos como pessoas, de forma que, sem apoio, têm seu desenvolvimento distorcido pela ação de circunstâncias desfavoráveis. O bebê que conheceu a segurança nesse primeiro estágio passa a levar consigo a expectativa de que não será "decepcionado". As frustrações – bem, elas são inevitáveis. Mas ser decepcionado por uma pessoa de confiança, isso nunca!

O problema que estamos examinando aqui é: o que acontece quando o sentido de segurança se instala na criança? É o que quero dizer. Segue-se daí uma prolongada batalha *contra* a segurança, isto é, a segurança provida pelo ambiente. Depois do período inicial de proteção, a mãe aos poucos vai abrindo espaço para o mundo entrar, e o pequeno indivíduo agarra todas as oportunidades que tem de expressar-se livremente e agir impulsivamente. Essa guerra contra a segurança e os controles prolonga-se por toda a infância; mas os controles permanecem necessários. Os pais ainda mantêm a postos uma estrutura disciplinar, com suas paredes de pedra e barras de aço, mas, na medida em que conhecem cada criança individualmente, e uma vez que se preocupam com a evolução pessoal de seus filhos como pessoas, eles aceitam sua atitude desafiadora. Continuam no papel de guardiões da paz, mas se preparam para a anarquia e até para a revolução. Felizmente, na maioria dos casos, pais e filhos são aliviados do fardo pela imaginação e pelo brincar, e pelas experiências culturais. Com o tempo, e com saúde, as crianças tornam-se capazes de conservar um sentido de segurança mesmo diante da insegurança mais manifesta, como em caso de doença ou morte de um dos pais, ou quando alguém não se porta como deveria, ou quando o lar, por uma ou outra razão, se desfaz.

A NECESSIDADE DE TESTAR AS MEDIDAS DE SEGURANÇA

As crianças têm sempre necessidade de verificar se ainda podem confiar em seus pais, e essas verificações podem perpetuar-se até que as crianças já tenham crescido e precisem por sua vez prover condições de segurança a seus próprios filhos, e até depois disso. Os adolescentes, tipicamente, tendem a testar todas as medidas de segurança, regras, prescrições e disciplinas. Assim, é normal que as crianças encarem a segurança como um dado básico. Por terem recebido boa maternagem e paternagem no início da vida, acreditam que as coisas devam ser assim. Carregam consigo um sentido de segurança que é a todo momento reforçado pelos testes que aplicam aos pais e familiares, aos professores e amigos e a toda pessoa que conhecem. Tendo encontrado todas as fechaduras trancadas, procedem a destrancar e a arrombar as portas; escapam. Escapam de novo e de novo. Ou, como alternativa, enfiam-se na cama, ouvindo discos tristes de jazz e sentindo-se fúteis.

Por que cabe aos adolescentes, em especial, empreender tais testes? A resposta parece ser que os adolescentes começam a encontrar em si próprios uma gama de sentimentos assustadoramente novos e intensos, e desejam verificar se os controles externos continuam de pé. Mas, ao mesmo tempo, precisam provar serem capazes de romper esses controles e estabelecer a si próprios como pessoas autônomas. As crianças sadias necessitam de gente que consiga manter o controle da situação, mas os indivíduos que impõem a disciplina devem poder ser amados e odiados, desafiados e chamados a ajudar; os controles mecânicos não têm aí nenhuma utilidade e o medo não é um bom meio de motivar a obediência. É sempre um relacionamento vivo entre pessoas que abre o espaço necessário ao crescimento. Aos poucos, e com o tempo, o crescimento verdadeiro confere à criança ou ao adolescente um senso adulto de responsabilidade, sobretudo daquela responsabilidade ligada à provisão de condições adequadas de segurança para as crianças pequenas de uma geração posterior.

Todo esse processo pode ser observado no trabalho de artistas criativos de todos os tipos. Os artistas nos dão algo de particularmente valioso, pois estão o tempo todo engajados na criação de novas formas, que são rompidas para serem por sua vez substituídas por formas mais novas. Os artistas nos permitem permanecer vivos quando as experiências da vida ameaçam destruir nosso sentido de vida, de uma existência real e

4. SOBRE SEGURANÇA

viva. Os artistas, melhor do que ninguém, lembram-nos de que a luta travada entre nossos impulsos e nosso sentido de segurança (ambos vitais para nós) é uma luta eterna, que se desenrola em nosso interior por toda a nossa vida.

Quando saudáveis, pois, as crianças desenvolvem suficientemente uma crença em si mesmas e nos outros, o que faz com que passem a odiar todo tipo de controle externo; o controle se torna autocontrole. No autocontrole, *o conflito já foi trabalhado no interior da própria pessoa* antes. Então é assim que entendo a questão: as boas condições de cuidado nos primeiros estágios de vida geram um sentido de segurança, que por sua vez gera o autocontrole; e, quando o autocontrole se torna um fato, qualquer segurança que venha como uma imposição é uma afronta.

5

A CRIANÇA DE CINCO ANOS
[1962]

Num tribunal de justiça, com relação ao caso de uma criança de quase cinco anos cujos pais se haviam separado, um juiz bastante instruído declarou: "As crianças dessa idade são sabidamente resilientes".[1] Não desejo criticar a decisão do juiz relativa a esse caso, mas é lícito levantar a questão: é fato que as crianças de cinco anos são sabidamente resilientes? A resiliência, me parece, só vem com o crescimento e a maturidade, e poderíamos sustentar a opinião de que não há nenhum estágio, no desenvolvimento da criança, em que a resiliência seja um dado. A resiliência implicaria que poderíamos esperar transigência por parte da criança, sem que isso colocasse em risco o crescimento de sua personalidade e o estabelecimento de seu caráter.

Pode-se mesmo sustentar que essa fase dos cinco anos apresenta certas características especiais que nos induzem a tomar todos os cuidados a fim de *evitar* que a confiabilidade do ambiente seja abalada. É de tais características especiais que me proponho a falar aqui.

---

[1] Programa de rádio da BBC, transmitido em junho de 1962.

5. A CRIANÇA DE CINCO ANOS

Os pais veem seus filhos crescer e ficam assombrados. Tudo passa muito devagar e ao mesmo tempo acontece num piscar de olhos. É isso que o processo tem de curioso. Há poucas semanas, os pais tinham um bebê; pouco depois ele já estava andando; hoje tem cinco anos e amanhã estará na escola. Dentro de algumas semanas, já terá praticamente começado a trabalhar.

Há aqui uma contradição interessante. O tempo passou vagarosa e rapidamente. Para dizê-lo de outro modo: enquanto os pais sentiam as coisas do ponto de vista da criança, o tempo praticamente parou. Ou, tendo começado imóvel, entrou aos poucos em movimento. A ideia de eternidade vem dos traços de memória que guardamos de nossos primeiros tempos de vida, antes de o tempo mesmo se iniciar. Mas, quando tomamos em consideração nossas experiências de vida adulta, percebemos que cinco anos não são quase nada.

Esse fato tem um efeito curioso sobre a relação entre as lembranças dos pais e da criança. Os pais lembram-se claramente do que ocorreu há um mês, e de súbito percebem que seu filho de cinco anos não se lembra mais da última visita de sua tia, ou da chegada do novo cachorrinho. Ele se recorda de algumas coisas, mesmo relativamente remotas, especialmente se foram objeto de conversa, e aprende as histórias da família como se estas se referissem a outra pessoa ou aos personagens de um livro. Tornou-se mais consciente de si mesmo e do tempo presente, e com isso começou a esquecer. Tem agora um passado e, na mente, vagas ideias de coisas semiesquecidas. Seu ursinho de pelúcia está no fundo da última gaveta do armário; a criança esqueceu-se de quão importante ele um dia já foi, e só se recordará disso quando de súbito sentir de novo necessidade dele.

Podemos dizer que ela vai saindo de um cercado: nas paredes começam a abrir-se fendas, as cercas passam a apresentar uma espessura desigual, e eis que a criança já está do lado de fora. Não é fácil para ela voltar para dentro ou sentir-se novamente envolvida, a menos que esteja cansada ou doente, casos em que o cercado é outra vez fechado para seu próprio benefício.

Quem provia esse cercado eram o pai e a mãe, a família, a casa e o quintal, as paisagens e cheiros e ruídos familiares. Tinha relação também com o próprio estágio de imaturidade da criança, com sua dependência em relação aos pais e com a natureza subjetiva do mundo do bebê. Esse cercado desenvolveu-se naturalmente a partir do enlace da mãe que envolvia o bebê. Ela adaptou-se de modo íntimo às necessidades de seu bebê e então, aos poucos, desadaptou-se, conforme ele foi passando a desfrutar do contato com o novo e o inesperado. Assim, sendo as crianças sempre bastante diferentes umas das outras, a mãe percebe por fim que acabou construindo um cercado diferente para cada um dos filhos, que é onde eles vivem; e é desse cercado que seu filho ou filha agora sai, pronto ou pronta para vivenciar um novo grupo, um novo cercamento, ao menos algumas horas por dia. Em outras palavras, a criança está pronta para ir à escola.

William Wordsworth referiu-se a essa mudança em sua "Ode: Intimations of Immortality" [Ode: prenúncios da imortalidade]:

> Os céus nos cercam em nossa infância!
> Sombras da prisão começam a se fechar
> Sobre o Menino que cresce [...][2]

---

[2] *Heaven lies about us in our infancy! / Shades of the prison-house begin to close / Upon the growing Boy* [...]. [N.E.]

5. A CRIANÇA DE CINCO ANOS

Aqui, sem dúvida, o poeta exprimiu a consciência adquirida pela criança de seu novo cercado, por oposição ao bebê, que não sabe que é dependente.

É claro que os pais já terão mandado a criança à escola maternal, dando início ao processo, se porventura encontrarem uma boa escola nas proximidades de sua residência. Numa boa escola maternal, dá-se a um pequeno grupo de crianças a oportunidade de brincar entre si, com brinquedos adequados, e talvez sobre um chão mais apropriado que o de casa; há sempre alguém por perto para supervisionar os primeiros experimentos sociais da criança, tais como bater com uma pá na cabeça do companheiro mais próximo.

A ESCOLA PRIMÁRIA AOS CINCO ANOS DE IDADE

Mas a escola maternal não é tão diferente do ambiente caseiro e conta ainda com uma provisão especializada. A escola da qual falaremos agora é bem diversa. A escola primária pode ser boa ou não tão boa, mas não tem o caráter adaptativo e especializado da escola maternal, exceto talvez nos primeiros dias. Em outras palavras, é a criança que terá de adaptar-se e conformar-se ao que se espera dos alunos daquela escola. Se ela estiver pronta para isso, muita coisa boa poderá sair daí.

Os pais já terão refletido muito sobre como gerenciar essa grande mudança na vida da criança. Já terão conversado sobre a escola, a criança já terá brincado em escolas e estará ansiosa para ampliar o pouco do aprendizado que já acumulou com os pais e outras pessoas.

Nesse estágio surgem algumas dificuldades, pois as mudanças ambientais têm de se adequar às mudanças que estão ocorrendo na criança como parte do crescimento. Já me ocupei bastante das dificuldades relacionadas a crianças dessa idade e gostaria de dizer o seguinte: na imensa maioria dos casos difíceis, não há nenhum problema profundo, não há enfermidade real. As tensões estão ligadas ao fato de uma criança ser mais rápida, e outra mais devagar. Alguns poucos meses fazem muita diferença. É possível que a criança nascida em novembro esteja contando os dias para o início das aulas, enquanto a que faz anos em agosto seja mandada à escola um ou dois meses antes da época ideal.[3] De todo modo, enquanto uma criança lança-se voluntariamente nas águas mais profundas, outra permanece tremendo à margem, com medo de se jogar. Diga-se, aliás, de passagem, que alguns dentre os mais corajosos de súbito se acovardam depois de colocar um dedo na água e voltam para a mãe, encerrando-se novamente em seu cercado familiar por dias, semanas ou ainda mais tempo. Os pais passam a entender melhor a personalidade do filho e falam com os professores, que estão acostumados com tudo isso, e apenas esperam. O importante é entender que a saída do cercado é muito estimulante e muito assustadora; que, uma vez fora, é doloroso para a criança perceber que não pode retornar; e que a vida é uma longa sequência de saídas de cercados, e de assumir novos riscos e encarar desafios novos e estimulantes.

Algumas crianças têm dificuldades pessoais que as impedem de desenvolver-se; se a cura não vier com o passar do tempo, ou se novos indícios de doença se manifestarem, os pais talvez precisem de ajuda.

Mas, quando a criança se retrai, isso pode ser sinal de que há algo de errado com a mãe, com a mãe perfeitamente boa.

---

3 O ano letivo na Europa começa no segundo semestre. [N.R.T.]

5. A CRIANÇA DE CINCO ANOS

Algumas mães funcionam em dois níveis. Num nível (devo chamá-lo de nível de cima?), querem apenas uma coisa: que sua criança cresça, saia do cercado, vá à escola, encontre o mundo. Noutro nível, que suponho ser mais profundo e não de todo consciente, não concebem a ideia de deixar seu filho ir embora. Nesse nível mais profundo, em que a lógica não tem grande papel, a mãe não consegue abdicar dessa coisa tão preciosa que é sua função materna; ela sente que é mais fácil sentir-se maternal quando seu bebê é dependente do que quando, pelo crescimento, ele já começa a desfrutar de estar separado e ser independente e desafiador.

O filho percebe isso com muita facilidade. Embora goste da escola, chega em casa aos soluços; toda manhã, abre um berreiro diante da porta da escola, em vez de entrar. Tem pena de sua mãe, pois sabe que ela *não suportaria perdê-lo* e que, devido à natureza dela, não conseguiria deixá-lo partir. A criança sente-se melhor quando a mãe dá graças ao vê-lo partir e, igualmente, ao tê-lo de volta.

Muitas pessoas, inclusive as melhores, estão às vezes ou mesmo quase sempre em leve estado de depressão. Têm um vago sentimento de culpa que não se sabe a que atribuir e preocupam-se com suas responsabilidades. A vivacidade da criança em casa funcionara até então como um perpétuo tonificante. Seus barulhos e até seus berros eram um sinal de vida, uma garantia. Pois as pessoas deprimidas sentem o tempo todo que podem ter deixado morrer alguma coisa preciosa e essencial. Chega a hora de a criança ir à escola e a mãe começa a temer o vazio que isso deixará na casa e em si mesma, passa a temer as ameaças de um sentimento de fracasso pessoal interno, que poderia forçá-la a buscar preocupações alternativas. Se, quando a criança volta da escola, encontra instalada na mãe uma nova preocupação, não achará mais lugar para si, ou então terá de lutar para reconquistar seu espaço no cerne da mãe. Essa batalha torna-se para a criança mais importante do que a escola. O resultado típico é uma criança com aversão à escola. Mas ela está sempre com vontade de ir, e sua mãe adoraria que ela fosse como as outras crianças.

Pode ser também o pai o responsável pela complicação; e a criança, mesmo gostando da escola, não consegue entrar ou permanecer lá. Há ainda outras razões para a não adaptação à escola, mas por ora as deixaremos de lado.

> Conheci um menino que, neste estágio, desenvolveu uma paixão por unir objetos com barbante. Estava sempre amarrando as almofadas à lareira e as cadeiras às mesas, a ponto de não ser possível caminhar pela casa sem problemas. Ele gostava muito de sua mãe, mas nunca tinha a certeza de poder voltar a ocupar um lugar em seu coração, pois, quando a deixava, ela imediatamente se deprimia e passava a substituí-lo por qualquer outra preocupação ou dúvida.[4]

As mães que se encaixam nessa descrição precisam entender que essas coisas acontecem com frequência. Uma mãe assim talvez fique feliz ao constatar a sensibilidade da criança em relação aos sentimentos dela e de outras pessoas, mas lamenta que sua própria ansiedade não expressa ou até inconsciente leve a criança a ter pena dela. O filho é incapaz de sair do cercado.

A mãe pode já ter tido uma amostra anterior dessa dificuldade da criança. Talvez ela tenha, por exemplo, achado difícil desmamar a criança. Talvez já reconheça um padrão na relu-

---

4 Este caso será retomado no capítulo 9 deste livro.

5. A CRIANÇA DE CINCO ANOS

tância do filho em dar qualquer novo passo ou explorar o desconhecido. Em cada um desses estágios, a mãe esteve sob a ameaça de perder a dependência do filho para com ela. Estava em processo de adquirir um filho com independência e uma atitude pessoal em relação à vida e, embora fosse capaz de ver as vantagens que poderiam derivar desse processo, não conseguiu se desapegar o suficiente. Existe uma relação muito próxima entre esse estado mental vagamente deprimido – essa preocupação com ansiedades indefinidas – e a capacidade de uma mulher dedicar ao filho toda a sua atenção. É impossível considerar uma dessas duas coisas sem referir-se à outra. Suponho que a maioria das mulheres viva se equilibrando na fronteira entre a consideração e a preocupação.

As mães vivem muitas agonias, e é bom quando os bebês e as crianças não precisam se ver envolvidos nelas. Eles já têm agonias o suficiente e, na verdade, gostam de ter as próprias agonias, assim como gostam de adquirir novas habilidades, e uma visão cada vez mais abrangente, e a própria felicidade.

O que é isso que Wordsworth chamava de "sombras da prisão"? Na minha linguagem, trata-se da mudança pela qual a criança que vivia num mundo subjetivo passa a viver num mundo de realidade compartilhada. Tendo recebido um cuidado suficientemente bom, o bebê inicialmente exerce um controle mágico sobre o ambiente, recriando o mundo a todo momento – até mesmo sua mãe, ou a maçaneta da porta. Aos cinco anos a criança já é capaz de ver sua mãe quase como ela é de fato, já admite a existência de um mundo de maçanetas e outros objetos que estavam lá antes de sua concepção, e sabe reconhecer o fato da dependência no momento mesmo em que vai começando a tornar-se verdadeiramente independente. Tudo é uma questão de fazer a coisa certa na hora certa, e a maioria das mães empreende tal tarefa de modo admirável. De um jeito ou de outro, as pessoas normalmente dão conta do recado.

OUTRAS COMPLICAÇÕES

A vida pode afetar de muitos outros modos a criança dessa idade. Já me referi aqui ao ursinho de pelúcia. É possível que a criança esteja viciada em certo objeto especial. Este, que poderia ser um cobertor, um paninho, o cachecol da mãe, uma boneca de pano ou qualquer outra coisa, adquiriu sua importância pouco antes ou pouco depois do primeiro aniversário do bebê, sendo especialmente importante nos momentos de transição, como a hora de dormir. O objeto tem importância inestimável; recebe um tratamento abominável; chega mesmo a cheirar mal. É uma sorte que a criança faça uso desse objeto e não da própria mãe ou de certas partes do corpo materno, como os cabelos ou o lóbulo da orelha.

Esse objeto une a criança à realidade externa ou compartilhada. Faz parte tanto da criança como da mãe. Para determinada criança, o objeto ficará encostado num canto durante a maior parte do dia; outra o levará consigo aonde quer que vá. É possível que, aos cinco anos, a necessidade desse objeto ainda subsista, mas muitas outras coisas podem ter tomado seu lugar – a criança lê histórias em quadrinhos, tem grande variedade de brinquedos, duros e macios, e tem a sua espera toda uma vida cultural que lhe enriquecerá a experiência de viver. Mas a criança pode ter problemas quando começar a frequentar a escola; o professor deve ir devagar, evitando banir tais objetos da sala, pelo menos a princípio. O problema quase sempre se resolve em poucas semanas. Eu diria que a criança está levando à escola um pedacinho de seu relacionamento com a mãe, pedacinho esse que remonta à época da dependência muito infantil, da primeiríssima infância, à época em que o bebê estava começando a reconhecer a mãe e o mundo como separados do próprio self.

Resolvidas as ansiedades relativas a frequentar a escola, o menino conseguirá deixar o objeto em casa. Trará para a escola, no lugar dele, um carrinho ou caminhão, além de um pouco de barbante e um chiclete; a menina poderá se virar torcendo seu lenço, ou talvez traga um bebezinho secreto guardado numa caixa de fósforos. Na pior das hipóteses, as crianças ainda têm a opção de chupar o dedo ou roer as unhas. À medida que vão ganhando confiança, geralmente passam a deixar essas coisas de lado. Aprendemos a esperar que as crianças demonstrem ansiedade a cada momento em que se afastam da mãe e de casa, mostrando que não são parte integrante delas, quando caminham em direção a tornarem-se cidadãos deste vasto mundo. A ansiedade pode manifestar-se como uma retomada de certos padrões muito infantis de comportamento, que persistem misericordiosamente para servir de conforto. Esses padrões transformam-se numa espécie de psicoterapia embutida que conserva sua eficácia devido ao fato de a mãe estar viva e disponível, e o tempo todo servindo de elo entre o presente e as experiências da primeiríssima infância da criança, dos quais os citados padrões de comportamento são relíquias.

PÓS-ESCRITO

Uma coisa mais. As crianças tendem a sentir-se desleais quando desfrutam da escola e se esquecem de suas mães por algumas horas. Por isso sentem-se vagamente ansiosas quando se aproximam de casa, ou demoram para chegar sem entender o porquê. A mãe que tem motivos para zangar-se com o filho ou a filha não deve escolher o momento da volta da escola para expressar sua raiva. É possível que ela também esteja irritada por ter sido esquecida, e por isso deve ficar atenta às próprias reações aos novos desenvolvimentos da criança. Seria melhor que ela só ficasse brava pela tinta derramada sobre a toalha depois de já ter restabelecido contato com a criança. Essas coisas não apresentam grandes dificuldades quando sabemos o que está ocorrendo. O crescimento não é só flores para a criança; para a mãe, é muitas vezes um caminho pontilhado de espinhos.

6

FATORES DE INTEGRAÇÃO E DESINTEGRAÇÃO NA VIDA FAMILIAR
[1957]

Não haveria nada de novo em afirmar que a família é parte essencial de nossa civilização.[1] O modo pelo qual organizamos nossas famílias demonstra na prática o que é nossa cultura, assim como uma imagem do rosto é um retrato do indivíduo. A família nunca deixa de ser importante, e é responsável por muitas de nossas viagens. Nós escapamos, emigramos, trocamos o sul pelo norte e o leste pelo oeste devido à necessidade de nos libertarmos; e depois viajamos periodicamente de volta para casa para renovar o contato com a família. Passamos boa parte do tempo escrevendo cartas, mandando telegramas, telefonando e ouvindo histórias sobre nossos parentes; e, em épocas de tensão, a maior parte das pessoas permanece leal às famílias e desconfia dos estranhos.

Não obstante todo esse conhecimento empírico, a família é algo que pede um estudo mais detalhado. Como psicana-

---

[1] Palestra proferida no Goldsmith's College, em outubro de 1957; à Association of Child Care Officers, em maio de 1958; e na Universidade McGill, em outubro de 1960; subsequentemente publicada no *Canadian Medical Association Journal*, em abril de 1961.

lista, estudando detalhadamente o desenvolvimento emocional, aprendi que cabe a cada indivíduo empreender a longa jornada que leva do estado de indistinção com a mãe ao estado de ser um indivíduo separado, relacionado à mãe, e ao pai e à mãe como conjunto. Daí o caminho segue pelo território conhecido como família, que tem no pai e na mãe suas principais características estruturais. A família tem seu próprio crescimento, e a pequena criança experimenta mudanças que advêm da gradual expansão da família e dos problemas que daí decorrem. A família protege a criança do mundo; este, porém, aos poucos vai se introduzindo: as tias e os tios, os vizinhos, os primeiros grupinhos de irmãos e, por fim, a escola. Essa introdução gradual do ambiente externo é a melhor maneira de levar uma criança ao encontro do mundo mais vasto, e segue de modo exato o padrão pelo qual a mãe apresenta a realidade externa ao bebê.

Sei que nossos familiares são muitas vezes um estorvo, e que não raro nos queixamos de quanto eles nos oneram – ônus esse que pode dobrar-nos até a morte. Mas eles são importantes para nós. Basta observar os problemas que acometem homens e mulheres privados de relações familiares (por exemplo, no caso de certos refugiados e certos filhos ilegítimos) para perceber que a ausência de familiares de quem possamos nos queixar, a quem possamos amar e por quem possamos ser amados, a quem possamos odiar ou temer – tal ausência constitui uma deficiência terrível, podendo levar a uma tendência a desconfiar até dos vizinhos mais inofensivos.

O que encontramos quando começamos a dissecar algumas das fortes tensões com que deparamos assim que passamos a olhar além das aparências?

6. FATORES DE INTEGRAÇÃO E DESINTEGRAÇÃO NA VIDA FAMILIAR

TENDÊNCIAS POSITIVAS NOS PAIS

Algum tempo depois da cerimônia de casamento, há uma ocasião em que a chegada de filhos torna-se particularmente oportuna. Os filhos podem não ser bem-vindos se chegarem de imediato, pois os jovens pais não terão passado ainda pelo estágio em que significam tudo um para o outro. Todos conhecemos casos de filhos primogênitos que, ao nascer, interferiram nas relações entre pai e mãe, tendo sofrido muito por causa disso. Encontramos também muitas famílias sem filhos. Mas consideremos aqueles casos em que os filhos de fato chegam e vêm como consequência natural do relacionamento entre pai e mãe. Suponhamos que se tratem de crianças saudáveis. Já se disse muitas vezes, a título de brincadeira, e não sem um fundo de verdade, que as crianças são um aborrecimento; mas, quando surgem em boa hora dentro de um relacionamento, pode-se dizer que são o tipo certo de aborrecimento. Parece haver algo na natureza humana que está sempre à espera de um aborrecimento, e é melhor que seja uma criança, e não uma doença ou um desastre ambiental.

A existência da família e a preservação de uma atmosfera familiar resultam do relacionamento entre os pais no quadro do contexto social em que vivem. A "contribuição" que os pais podem dar à família que estão construindo depende em grande medida de seu relacionamento geral com o círculo mais amplo que os envolve, ou seja, seu contexto social imediato. Pode-se usar aqui a imagem de círculos concêntricos cada vez mais largos: cada grupo social depende, para ser o que é, de seu relacionamento com um grupo social mais vasto. É claro que os círculos se superpõem. Muitas famílias parecem não ser mais do que um grande problema e, no entanto, não suportariam ser arrancadas do solo onde vivem e transplantadas para outro local.

Mas não podemos considerar os pais simplesmente segundo suas relações com a sociedade. Há forças muito poderosas de criação e conservação da família que resultam da própria relação entre os pais e que foram detalhadamente estudadas. Essas forças estão ligadas à complexa fantasia do sexo. O sexo não é apenas uma questão de satisfação física. Gostaria de dar ênfase sobretudo ao fato de as satisfações sexuais serem uma conquista do crescimento emocional da pessoa; quando tais satisfações advêm de relacionamentos agradáveis tanto para a pessoa como para a sociedade, elas representam o auge da saúde mental. Os distúrbios no campo sexual, em contrapartida, estão associados com todo tipo de neurose, problemas psicossomáticos e desperdício das potencialidades do indivíduo. No entanto, embora a potência sexual seja de importância vital, a satisfação completa não é em si mesma um objetivo no que se refere especificamente à família. Convém notar a existência de um grande número de famílias, consideradas boas e dignas, que todavia não são construídas sobre uma base de satisfação física profunda por parte dos pais. É possível que os exemplos extremos da satisfação física remetam em geral ao amor romântico, que *não necessariamente* é a melhor base para a construção de um lar.

Alguns indivíduos têm apenas uma fraca capacidade de desfrutar do sexo. Alguns preferem abertamente as experiências autoeróticas ou a homossexualidade. É evidente, porém, que se trata de uma experiência muito rica e fortuita para todos os envolvidos quando o pai e a mãe têm facilidade de desfrutar da potência que deriva da maturidade emocional individual. Sabemos também que, sobre isso, há outras questões na rela-

6. FATORES DE INTEGRAÇÃO E DESINTEGRAÇÃO NA VIDA FAMILIAR

ção entre os pais que tendem naturalmente ao estabelecimento da unidade familiar: por exemplo, o desejo profundo dos pais de serem iguais aos próprios pais, no sentido de serem adultos. Poderíamos evocar também a imaginação e coisas como uma sobreposição de interesses e objetivos culturais.

Façamos uma pequena pausa para dedicar mais atenção àquilo que chamo "fantasia do sexo". Tenho agora de referir-me a certos assuntos de maneira muito franca, tal como o faz a psicanálise. Esta nos leva a nos perguntarmos se há outra maneira de levantar a história correta e adequada de um caso conjugal senão como subproduto de um tratamento psicanalítico ou das condições especiais que acompanham o trabalho psiquiátrico social. A fantasia sexual total, consciente e inconsciente, tem variedade quase infinita e importância vital. É conveniente compreender, entre outras coisas, o senso de consideração ou culpa que advém dos elementos destrutivos (em geral inconscientes) que acompanham a expressão física do impulso amoroso. Pode-se admitir de pronto que esse sentido de consideração e culpa contribui em grande medida para a necessidade que cada um dos pais tem, e que ambos têm juntos, de constituir uma família. O crescimento da família, mais do que qualquer outra coisa, *neutraliza as ideias assustadoras de danos causados,* de corpos destruídos, de monstros gerados. As ansiedades bem reais que acometem o pai quando a mãe está em trabalho de parto refletem claramente as ansiedades relacionadas à fantasia do sexo, e não a meras realidades físicas. Sem dúvida, grande parte da alegria que o bebê traz à vida dos pais advém do fato de ele ser humano e completo, além de conter em si um princípio de vida – ou seja, ele vive, não é apenas mantido vivo –; de o bebê apresentar uma tendência inata a respirar e movimentar-se e crescer. A criança *como fato* lida, por ora, com todas as *fanta-*

sias referentes ao bem e ao mal, e a vivacidade inata de cada criança, à medida que vai sendo reconhecida pelos pais, dá-lhes uma grande sensação de alívio, livrando-os de ideias que procedem de seu sentimento de culpa ou de demérito.

Não seria possível entender a atitude dos pais para com seus filhos sem considerar o significado de cada criança em termos da fantasia consciente e inconsciente dos pais em torno do ato que produziu a concepção. Os pais têm sentimentos bem diferentes, e agem de modo bem diferente, em relação a cada um dos filhos. Muito disso depende do relacionamento dos pais na época da concepção, durante a gravidez, na época do nascimento e depois. A gravidez pode ter efeitos diversos sobre o marido; em alguns casos extremos, este afasta-se da esposa quando ela fica grávida; por vezes, ele é atraído para mais perto dela. Em todos os casos ocorre uma alteração no relacionamento entre os pais – alteração que, amiúde, assume a forma de um grande enriquecimento e um aprofundamento do sentido de responsabilidade de um para com o outro.

Muitos julgam incompreensível que os irmãos, tendo os mesmos pais e tendo sido criados num mesmo lar, sejam tão diferentes entre si. Essa concepção não leva em conta toda a elaboração imaginativa da importante função do sexo, e não considera o modo específico pelo qual cada criança vem se encaixar, ou não, num certo contexto imaginativo e emocional – contexto esse que nunca é duas vezes o mesmo, por mais que todo o ambiente físico restante continue igual.

Há muitas outras variações possíveis sobre esse tema. Algumas são complexas e outras, óbvias: o fato de o bebê ser menino ou menina, por exemplo, pode afetar profundamente o relacionamento entre os pais. Às vezes ambos querem um menino; às vezes a mãe sente medo de seu amor pelo menininho, e por isso

6. FATORES DE INTEGRAÇÃO E DESINTEGRAÇÃO NA VIDA FAMILIAR

torna-se incapaz de permitir-se sentir o prazer da intimidade da amamentação. Às vezes o pai quer uma menina e a mãe, um menino; ou vice-versa.

Devemos ter sempre em mente que a família é composta de crianças individuais cujas diferenças não são apenas genéticas, mas também bastante determinadas, quanto ao desenvolvimento emocional, por aquilo a que me referi como o modo pelo qual cada criança se encaixa, ou não, no contexto da fantasia dos pais, a qual enriquece e elabora a relação física destes. Em todos os casos, o dado mais importante é a grande segurança que o bebê proporciona por simplesmente existir: é real e, como já disse, encarrega-se por certo tempo de neutralizar as fantasias e eliminar as expectativas de desastre.

Os casais que adotam crianças sabem como elas são capazes de preencher uma lacuna nas necessidades imaginativas que se originam do casamento. E os casais sem filhos podem e às vezes tentam de todos os modos constituir uma família; muitas vezes, são deles as maiores famílias em termos numéricos. Mas eles teriam preferido gerar por si os próprios filhos.

O que se disse até aqui, em suma, é que os pais *precisam das crianças de fato* para desenvolver seu relacionamento, e que os impulsos positivos assim gerados são muito poderosos. No contexto desta exposição, não é suficiente afirmar que os pais amam seus filhos. Eles frequentemente chegam a amá-los e experimentam uma enorme gama de outros sentimentos. As crianças requerem dos pais algo além do amor; requerem algo que persista mesmo quando os filhos são odiados, ou odiáveis.

FATORES DE DESINTEGRAÇÃO ADVINDOS DOS PAIS

Ao considerar as dificuldades dos pais, é sempre bom lembrar que o casamento e a constituição de uma família nem sempre são sinal de maturidade parental. Cada membro da comunidade adulta está em processo de crescimento, e permanecerá assim, esperamos, ao longo de toda a vida. Mas, para o adulto, é muito difícil crescer sem desfazer-se dos resultados positivos obtidos em etapas anteriores do desenvolvimento. É fácil afirmar que, se duas pessoas têm maturidade suficiente para casar-se e ter filhos, deveriam ser capazes também de conformar-se a seu estado e contentar-se com o que têm, mesmo se não estiverem satisfeitos. Apesar disso, sabemos que na realidade os homens e as mulheres que se casam cedo têm ainda um longo processo de crescimento a atravessar nas décadas que se seguem ao casamento. No que se refere à constituição de uma família, a juventude é o melhor momento para o matrimônio. As crianças se desenvolvem melhor com pais não mais que vinte ou trinta anos mais velhos que elas, e não muito sábios; tais pais aprendem com os filhos, e muito se poderia alegar em defesa disso. Devemos preferir que homens e mulheres esperem até estarem ricos e confortáveis para se casar? É certo que, na maioria dos casos, homens e mulheres têm a necessidade de estabelecer uma plataforma (como o casamento e a família) a partir da qual possam lançar-se em direção a um crescimento pessoal posterior. Muitas vezes, antes de se lançar adiante, estão prontos a aguardar por vários anos, até a época que os filhos prescindirem do contexto familiar. Há casos, porém, em que a retomada de uma nova fase de crescimento por parte dos pais, ou de um dos pais, é antecedida por um período de grande tensão.

6. FATORES DE INTEGRAÇÃO E DESINTEGRAÇÃO NA VIDA FAMILIAR

É bem difícil atingir o pleno crescimento durante a adolescência. A sociedade não aprecia a livre experimentação entre os adolescentes, e sempre há muitos que desejam que as crianças sejam "boazinhas". O "bonzinho", na adolescência, significa "que não se envolve sem pensar em relacionamentos". O "sem pensar", aqui, refere-se a gestações descuidadas e filhos ilegítimos. Vários jovens vivem sua adolescência de modo um tanto quanto inibido. Dentre homens e mulheres imaturos que se casam, muitos encontram na família motivo para grande alívio e desfrute; mas não nos surpreendamos se o crescimento de seus próprios filhos os desafiar a dar continuidade ao próprio crescimento, detido à época da adolescência.

Interfere aqui um fator social. Grandes mudanças têm-se processado em todo o mundo nos últimos anos. Se não houver mais guerras, não teremos mais aquele fator de canalização dos problemas da adolescência que as guerras proporcionavam. Desse modo, os adolescentes de todo o mundo estão e estarão fazendo da adolescência uma fase do desenvolvimento a ser obrigatoriamente levada em conta pela sociedade. Trata-se, em essência, de uma fase de dificuldades, uma mistura de dependência e desafio, que se esvai à medida que o adolescente se torna adulto. (Não nos iludamos, porém, pois há sempre novos adolescentes aparecendo para manter o fogo aceso.)

Eu diria que boa parte dos fatores de complicação da vida familiar advém das atitudes que os pais tomam quando se esgota sua capacidade de sacrificar tudo em favor dos filhos. Um ou ambos os pais começam a viver sua adolescência temporã. Isso talvez refira-se especialmente ao pai, visto que a mãe não raro se descobre nas inesperadas ocorrências físicas e emocionais que acompanham o estado de maternidade. Mas também ela pode vir a sentir, numa época avançada, aquela necessidade tremenda de viver um amor romântico ou passional, que ela evitara antes por querer o pai ideal para seus filhos.

O que acontece agora à família? Sei que, na grande maioria dos casos, os pais têm maturidade suficiente para serem capazes de se sacrificar, assim como seus pais antes deles, em favor do estabelecimento e da manutenção da unidade familiar, para que as crianças não apenas nasçam no seio de uma família, mas também possam crescer e adolescer nesse meio e, por fim, possam conquistar uma vida autônoma em relação à família, vindo talvez a constituir outro núcleo do mesmo gênero. Mas isso nem sempre é possível.

Creio que não devemos desprezar aqueles que não eram suficientemente maduros à época do casamento e não têm a capacidade de esperar indefinidamente; aqueles que, em dado momento, precisam fazer a opção entre a tomada de novos rumos de crescimento pessoal ou a degeneração pessoal. O casamento é sujeito a distúrbios e, nesses casos, as crianças devem ser capazes de se adaptar à desintegração da família. Às vezes os pais conseguem conduzir os filhos até um estágio satisfatório de independência adulta, apesar de terem tido a necessidade de desfazer a estrutura matrimonial ou de construir outra.

É certo que em alguns casos o casal jovem opta conscientemente por não ter filhos, sabendo que, embora seu casamento seja bastante compensador, é ainda instável, e sabendo que podem vir a ter, cada qual, a necessidade de fazer novas experiências antes de estabelecer de fato uma família, o que pretendem fazer um dia. Pretendem fazê-lo em parte por ser uma coisa natural, e em parte porque esperam ser iguais a outros pais, socializando-se e integrando-se na comunidade. Mas uma família não é o resultado natural de um caso de amor romântico. Nos casos mais infelizes, um estado de caos origina-se das

6. FATORES DE INTEGRAÇÃO E DESINTEGRAÇÃO NA VIDA FAMILIAR

extremas dificuldades entre os pais, dificuldades que tornam impossível a cooperação de ambos, mesmo no que toca ao cuidado das crianças por eles amadas.[2]

Nessa descrição, excluí deliberadamente os efeitos desintegradores da enfermidade física ou mental;[3] mas procurei salientar a importância dos fatores integradores e desintegradores que afetam de modo direto a vida familiar e que provêm do relacionamento entre um homem e uma mulher casados e das fantasias conscientes e inconscientes de suas vidas sexuais.

TENDÊNCIAS POSITIVAS NAS CRIANÇAS

Ao considerar a outra metade do problema, isto é, os fatores de integração e desintegração da vida familiar provenientes das *crianças*, é necessário ter em mente que os pais já foram crianças, e em certa medida ainda o são.

Não seríamos capazes de dar suficiente ênfase ao fato de que a integração da família deriva da tendência integrativa de *cada criança individual*. A integração do indivíduo não é um fato que

---

[2] Na Grã-Bretanha, desde o *Children Act* de 1948, o Estado assume a responsabilidade por toda criança na Inglaterra, Escócia ou Irlanda do Norte que seja destituída da vida familiar; esse serviço está estabelecido em todo o país. Os Departamentos da Infância procuram, em primeiro lugar, assegurar a permanência de cada criança no seio da própria família. Quando isso não é possível, as crianças são encaminhadas a lares adotivos; as que carecem de tratamento especial seguem para unidades residenciais.

[3] Os efeitos de vários tipos de distúrbio mental sobre a vida familiar são discutidos nos capítulos 7, 8 e 9.

se possa tomar como dado. A integração pessoal é uma questão de desenvolvimento emocional. Para atingi-la, cada ser humano parte de um estado inicial não integrado. Dedicaram-se já muitos estudos à questão dos primeiros estágios do desenvolvimento do bebê, quando o self, tendo apenas começado a se estabelecer, depende ainda de modo absoluto do cuidado materno para efetuar progresso pessoal. Em condições favoráveis normais (que estão ligadas à íntima identificação da mãe com seu filho e, posteriormente, ao interesse combinado de ambos os pais), o bebê humano é capaz de manifestar uma tendência inata à integração, que faz parte do processo de crescimento. Esse processo precisa desenrolar-se para toda criança. Se as condições forem favoráveis nos estágios mais precoces de grande dependência, e a integração da personalidade se verificar, essa integração do indivíduo, um processo ativo que mobiliza fortes energias, afeta por sua vez o ambiente externo. A criança que está se desenvolvendo bem, e cuja personalidade tem sido capaz de realizar internamente sua integração por força das capacidades internas inatas de crescimento individual, exerce um efeito integrativo sobre seu ambiente externo imediato. Essa criança "contribui" para a situação familiar.

 Essa contribuição por parte de cada criança corre o risco de ser esquecida até que se experimente o choque provocado por uma criança doente, ou deficiente, e que por uma razão ou outra não esteja contribuindo. Pode-se então observar como os pais e a família sofrem em consequência disso. Quando a criança não contribui, os pais têm de tomar para si uma tarefa nada natural: devem construir e manter um lar e uma atmosfera familiar *apesar de não poderem contar com a ajuda daquela criança específica*. No cumprimento dessa tarefa, há um limite além do qual não se pode esperar o bom êxito dos pais.

6. FATORES DE INTEGRAÇÃO E DESINTEGRAÇÃO NA VIDA FAMILIAR

A sociedade depende da integração das unidades familiares, mas convém lembrar que essas unidades dependem por sua vez da integração que ocorre como resultado do crescimento de cada um de seus membros individuais. Em outras palavras: numa sociedade sadia, em que a democracia possa florescer, uma proporção suficiente de indivíduos tem de haver realizado uma integração satisfatória *no desenvolvimento da própria personalidade*. A ideia de democracia e o modo de vida democrático originam-se da saúde e do crescimento natural do indivíduo, e só podem ser conservados pela integração das personalidades individuais, em tantos quantos sejam os indivíduos sadios ou relativamente sadios viventes na comunidade. Deve haver indivíduos sadios em número suficiente para suprir as necessidades das personalidades não integradas que não podem dar contribuição. Caso contrário, a sociedade democrática degenera-se e assume outra forma de organização.

Um corolário desse raciocínio é a impossibilidade de *tornar democrática uma comunidade;* qualquer tentativa nesse sentido já se configuraria como uma força aplicada sobre a comunidade *a partir de fora*, ao passo que a força só poderia ter efeito se viesse de dentro, gerada pela saúde de cada indivíduo. Entretanto, uma sociedade sadia é capaz de dar conta de certa proporção de indivíduos; também a família sadia pode dar conta de crianças cuja capacidade de integração é fraca.

Cada criança individual, com seu crescimento emocional sadio e seu desenvolvimento pessoal satisfatório, promove a família e a atmosfera familiar. Os pais, em seus esforços de constituição da família, beneficiam-se da somatória das tendências integrativas de cada um dos filhos. Não se trata de saber meramente se o bebê ou a criança é cativante e digno de amor; deve haver aí algo mais, pois as crianças nem sempre são doces. O bebê, a criança nova e a criança mais velha nos lisonjeiam *por esperarem de nós certa confiabilidade e disponibilidade,* ao que respondemos talvez, em parte, devido a nossa capacidade de identificarmo-nos com eles. Essa capacidade, por sua vez, depende de termos desenvolvido nossa própria personalidade suficientemente bem quando tínhamos a mesma idade. Desse modo, nossas próprias capacidades são fortalecidas e descobertas, desenvolvidas, pelo que nossos filhos esperam de nós. Por um sem-número de modos, alguns sutis e outros nem tanto, bebês e crianças produzem à sua volta uma família, e talvez o façam porque precisam de algo, algo que proporcionamos pelo conhecimento que temos sobre expectativa e satisfação. Assistimos aos filhos brincando de família e sentimos a vontade de tornar reais os símbolos de sua criatividade.

Muitas vezes, os pais são capazes de atender às expectativas de seus filhos melhor do que o fizeram seus próprios pais. Há aqui um perigo, porém: quando os pais de algum modo superam os próprios pais, e essa superação ultrapassa certo limite, passam inevitavelmente a ressentir-se da própria bondade, e de fato tendem a interromper aquilo que estão fazendo tão bem. Por essa razão, certos homens e mulheres lidam melhor com os filhos dos outros do que com seus próprios.

FATORES DE DESINTEGRAÇÃO ADVINDOS DAS CRIANÇAS

Passemos a considerar agora a desintegração familiar desencadeada pelo desenvolvimento insuficiente ou pela doença de uma criança. Certos distúrbios psiquiátricos infantis são marcados por tendências de natureza secundária que se manifestam na criança como uma necessidade ativa de quebrar ou

6. FATORES DE INTEGRAÇÃO E DESINTEGRAÇÃO NA VIDA FAMILIAR

destruir qualquer coisa boa, estável, confiável ou de algum modo valiosa. O exemplo mais marcante é a tendência antissocial da criança deprivada, que é extremamente destrutiva para a vida familiar. A família – seja a família sanguínea da criança ou uma família ou comunidade substituta – é posta à prova o tempo todo. Quando passa no teste, mostrando-se confiável, torna-se o alvo dos anseios destrutivos da criança. Tocamos aí no grande problema da provisão para crianças com tendências antissociais. É como se a criança estivesse procurando algo que valesse a pena destruir. Inconscientemente, a criança procura uma coisa boa que foi perdida numa data mais ou menos recuada e que, por tê-la deixado, é o objeto de sua fúria. Isso constitui por certo um tema à parte, mas deve ser mencionado como um dos padrões de desintegração da vida familiar que provêm do desenvolvimento insuficiente ou do crescimento distorcido da criança.

DESENVOLVIMENTO ADICIONAL DOS DOIS TEMAS

Muito se poderia dizer sobre a interação desses múltiplos fatores; fatores que concernem aos pais, em sua relação com a sociedade e em seu desejo de formar uma família, e fatores que surgem da tendência inata à integração que acompanha o crescimento pessoal, mas que – pelo menos no início – depende da provisão de um ambiente suficientemente bom. Há muitas famílias que permanecem intactas enquanto as crianças estão se desenvolvendo bem, mas que são incapazes de suportar a presença de uma criança doente.

Quando avaliamos as possibilidades de dada criança ser submetida à psicoterapia, não pensamos apenas no diagnóstico do distúrbio e na disponibilidade do psicoterapeuta; estimamos também a capacidade da família para tolerar – na realidade, para "sustentar" – a criança que está doente, e para tolerar a doença até a psicoterapia começar a surtir efeito. Em muitos casos pode-se dizer que a família precisa transformar-se numa casa de repouso ou mesmo num hospital psiquiátrico a fim de conter o distúrbio ou o tratamento de um dos filhos. Apesar de muitas famílias serem capazes de fazê-lo – caso em que a psicoterapia vira uma tarefa relativamente simples –, outras não o são, e a criança tem então de ser isolada da família. A tarefa da psicoterapia nesse caso é muito mais complexa; na verdade, é extremamente difícil encontrar grupos adequados para a inserção de crianças incapazes de contribuir. Como a criança tem uma tendência integrativa bastante reduzida para trazer ao grupo, cabe ao grupo ter a habilidade de sustentar a criança e a doença.

Não é raro que casais com grande capacidade de gerar filhos sadios e oferecer-lhes um bom contexto familiar percebam, por razões pelas quais não se poderia recriminá-los, que têm em sua família uma criança doente – ansiosa, ou sujeita à depressão ou a distúrbios psicossomáticos, ou cuja personalidade talvez não seja suficientemente integrada, ou que revele tendências antissociais, e daí afora. É então necessário pedir aos pais que cuidem dessa criança enquanto nós tentamos ajudá-la, ou então que desistam por completo da tarefa, explicando que, apesar de eles serem capazes de estabelecer e manter um lar para crianças normais, a família que criaram não está apta a tolerar essa criança específica que está doente. Eles devem ser desonerados dessa responsabilidade por certo tempo. Muitas vezes os pais não conseguem aceitar esse tipo de ajuda, embora tampouco consigam aceitar a alternativa.

6. FATORES DE INTEGRAÇÃO E DESINTEGRAÇÃO NA VIDA FAMILIAR

Esse tipo de caso suscita problemas de manejo extremamente complexos; tais assuntos só estão sendo mencionados aqui para sublinhar o tema central, que é o seguinte: há algo no desenvolvimento sadio de cada criança que constitui a base da integração do grupo familiar. Do mesmo modo, e com certeza, são as famílias sadias que possibilitam as integrações mais amplas, os agrupamentos mais vastos de todos os tipos, agrupamentos que se sobrepõem e às vezes são mutuamente antagônicos, mas que podem sempre conter o germe de um círculo social cada vez mais largo.

É claro que a criança não pode produzir essa família num passe de mágica – isto é, sem os pais ou o desejo dos pais, que se forma a partir do inter-relacionamento do próprio casal. Não obstante, cada bebê e cada criança *cria* a família. É certo que a geração da família cabe aos pais, mas eles carecem de algo que é fornecido por cada bebê e criança – algo a que chamo criação da criança individual. Sem isso os pais desanimam, e apenas terão um enquadre familiar desocupado. Eles podem certamente adotar uma criança, ou constituir por outros modos o equivalente de uma família. A força da família advém do fato de ser um ponto de encontro de algo que se origina do relacionamento do pai e da mãe com algo que deriva dos fatores inatos ligados ao crescimento emocional de cada criança – fatores que agrupei sob a denominação geral de "tendência para a integração".

7

A FAMÍLIA AFETADA PELA DOENÇA DEPRESSIVA DE UM OU AMBOS OS PAIS

[1958]

No capítulo anterior examinei alguns dos fatores que, provindos de pais e filhos, podem levar à desintegração da vida familiar.[1] Proponho-me a dar continuidade ao tema nos três capítulos seguintes, considerando o papel dos distúrbios psiquiátricos na desintegração da família. Quando somos chamados a intervir em situações de desorganização da dinâmica familiar, procuramos compreender os fatores subjacentes ao problema manifesto para que nossa ajuda possa ser a mais adequada possível. Nessas questões não nos cabem julgamentos morais; tampouco levarei em conta, no presente contexto, os problemas de ordem econômica – que, de qualquer forma, quase nunca são a origem exclusiva de tensão.

Neste capítulo, considerarei os efeitos da doença depressiva de um ou ambos os pais sobre a família. Inicialmente, porém, farei breve referência às características distintivas de certas formas de distúrbios psiquiátricos.

---

[1] Palestra proferida durante o Family Service Units Caseworkers' Study Weekend, em outubro de 1958.

7. A FAMÍLIA AFETADA PELA DOENÇA DEPRESSIVA DE UM OU AMBOS OS PAIS

CLASSIFICAÇÃO DOS DISTÚRBIOS PSIQUIÁTRICOS

As patologias psiquiátricas podem ser artificialmente divididas em dois gêneros: psiconeurose e psicose. Esta última está ligada à presença de loucura ou de um elemento de loucura escondido no interior da personalidade. A psiconeurose deriva seus padrões das defesas organizadas na personalidade individual intacta para afastar ou lidar com a ansiedade que se origina dos fatos ou fantasias ligados às relações interpessoais. O distúrbio psiconeurótico do pai ou da mãe acarreta certas complicações para a criança em crescimento; a psicose de um dos pais, porém, suscita perigos mais sutis para o desenvolvimento sadio.

Pelo termo "psicose"[2] refiro-me a uma linha de defesa mais profunda, a mudanças operadas na personalidade do indivíduo por força de uma tensão que não poderia ser aliviada pelos mecanismos ordinários de defesa, talvez por ter ocorrido muito cedo em sua vida. A psicose extrema se encontra nos casos de hospitais psiquiátricos. O surto psicótico severo assemelha-se bastante a uma enfermidade física, na medida em que pode ser facilmente reconhecido como enfermidade; os médicos sabem o que fazer quando defrontam-se com um distúrbio tão óbvio.

A depressão, de que trato aqui, é um distúrbio afetivo, ou do humor; mas há dois estados especiais a que gostaria de me referir neste momento.

Um deles é a personalidade psicopática – estado que afeta sobretudo os pais, enquanto a depressão é mais típica das mães. O psicopata é um adulto que são se recuperou de uma

---

[2] Os capítulos 8 e 9 são dedicados ao exame de patologias psicóticas em pais e filhos e seus efeitos sobre a vida familiar.

delinquência infantil. Essa delinquência fora, originalmente (na história do indivíduo), uma tendência antissocial numa criança deprivada. De início, a deprivação sofrida pela criança era algo muito real, e como tal foi percebida; identificou-se com a perda de algo bom, e com isso quero dizer que, não importa o que tenha acontecido, as coisas depois disso jamais foram as mesmas. Assim, a tendência antissocial representava uma compulsão, por parte da criança, de fazer a realidade externa reparar o trauma original – o qual foi rapidamente esquecido, de modo a não poder mais ser reparado por uma mera reversão. No psicopata, o que ocorre é uma continuidade dessa compulsão de forçar a realidade externa a remediar o dano sofrido, e não é raro depararmos com problemas suscitados pelos efeitos dessa compulsão em um ou ambos os pais.

O outro estado é um estado particular que pode acompanhar a depressão ou a tendência antissocial, e está associado à desconfiança e a delírios de perseguição. Essa tendência a sentir-se perseguido é uma complicação da depressão e, no todo, torna a depressão menos óbvia como tal, pois esse elemento de loucura (o delírio de perseguição) desvia o sentimento de culpa característico dos melancólicos e deprimidos. Os que sofrem desse tipo de distúrbio alternam entre a sensação ridícula de que são pessoas más e a convicção louca e insana de que são maltratados. Em ambos os casos, constatamos que nada podemos fazer em nível de cura; temos de aceitar a condição. Há mais esperança nos casos em que a depressão não é complicada por desconfiança e delírios de perseguição, pois, nesse estado mais normal, o indivíduo apresenta alguma flexibilidade, e oscila mais facilmente do estado depressivo para um estado em que sente um objeto externo como uma má influência ou um agente persecutório.

DEPRESSÃO NA MÃE OU NO PAI

Entro agora no tema da depressão, mais interessante porque mais estreitamente relacionado à vida cotidiana. Pois, embora haja um estado extremo tão severo quanto a melancolia, há também, no outro extremo, a depressão, que é condição comum a todos os seres humanos integrados. Keats descreveu o mundo como um lugar "onde o mero pensar já nos enche de dor e amargo desespero"; entretanto, não quis dizer que ele mesmo não tinha valor como pessoa, nem que não estava muito bem naquele dia. Ele apenas correu o risco de sentir as coisas com profundidade e assumiu sua parcela de responsabilidade. Num extremo, pois, temos os melancólicos, que tomam sobre si a responsabilidade por todos os males do mundo, e sobretudo por aqueles que menos têm a ver com eles; no outro, temos as pessoas verdadeiramente responsáveis, que aceitam a realidade do próprio ódio, da própria maldade, da própria crueldade, de todas essas coisas que coexistem com sua capacidade de amar e construir. Às vezes, o sentimento de sua própria monstruosidade as abate.

Se observarmos a depressão por essa ótica, veremos que ela atinge aquelas pessoas que realmente valem alguma coisa, incluindo as mães e os pais de família. Talvez seja lamentável que eles sofram de depressão; mas pior do que isso seria se fossem incapazes de sentir dúvida ou desalento. E, mesmo que tenha seu lugar nas festas natalinas, a alegria forçada que evidencia uma negação da depressão torna-se tediosa depois de algum tempo.

Não há um limite preciso entre o desespero de uma mãe ou um pai com seu filho e as dúvidas gerais que eles têm sobre a vida e o propósito final desta. Na prática o que se vê é uma constante oscilação entre a consideração e o desespero, e, às vezes, uma pequena ajuda de um amigo ou de um médico pode ser suficiente, em determinado momento da vida do indivíduo, para passar do desespero à esperança. Talvez essas reflexões sirvam para vincular a depressão com a experiência ordinária da vida. Sei que a depressão pode assumir um caráter debilitante, necessitando de tratamento especializado, mas, com muito mais frequência, ela é exatamente isso que vez por outra sentimos. Nós não queremos ser arrancados à força de nosso estado de espírito, mas amigo que é amigo nos tolera, nos ajuda um pouco, e espera.

Por ter dirigido por trinta anos uma clínica num hospital pediátrico ambulatorial, tive diversas oportunidades de observar a depressão em mães e pais. Milhares de mães procuraram a clínica, e as crianças examinadas apresentaram todos os tipos de patologias físicas e psíquicas. Muitas vezes a criança não está doente, mas é a mãe que, *naquele dia,* está preocupada; *noutro dia,* talvez, ela não esteja tão preocupada quanto deveria estar. Eu aprendi cedo a imaginar minha clínica como uma seção de manejo da hipocondria de mães e pais. (Naturalmente, eram as mães que na maioria das vezes traziam as crianças; mas isso não era de modo algum uma regra absoluta, e eu me refiro unicamente às mães apenas por uma questão de conveniência.)

É importante que as mães possam levar seus filhos ao médico quando estão um pouco deprimidas. Elas poderiam também ir a uma clínica de adultos e manifestar preocupação com seus órgãos internos ou com alguma parte de seu corpo que não estivesse totalmente sadia. Elas poderiam ir a um psiquiatra e reclamar abertamente da depressão. Elas poderiam consultar um padre para sanar suas dúvidas sobre a própria bondade; ou poderiam tentar um tratamento empírico qualquer. O fato é que o sentimento de *dúvida* é muito próximo de seu oposto, a *crença,*

7. A FAMÍLIA AFETADA PELA DOENÇA DEPRESSIVA DE UM OU AMBOS OS PAIS

e aproxima-se também de uma noção de valores, e da sensação de que *há coisas que vale a pena preservar*. Desse modo, quando chamo a atenção para a depressão, não me refiro apenas a um severo distúrbio psiquiátrico, mas também a um fenômeno quase universal entre as pessoas saudáveis, e que está ligado de perto à capacidade de essas pessoas fazerem um bom trabalho – quando não estão deprimidas.

Uma das tarefas a que as pessoas se dedicam é o estabelecimento e a manutenção de uma família. A família, portanto, é uma das estruturas que pode ser posta em risco pela depressão do marido e da escposa. Deixe-me dar um exemplo:

> Um menino é trazido à clínica pela mãe, que percebeu que ele emagrecera na semana anterior à consulta. Fica claro para mim que a mãe é portadora de uma depressão crônica, e eu parto da ideia de que o fato de ela estar preocupada com seu filho lhe traz algum alívio, pois normalmente ela está apenas vagamente preocupada consigo mesma. Através de meu contato com o menino, percebo que seu problema começou por ocasião de uma manifestação muito severa das recorrentes brigas entre o pai e a mãe, num momento em que o pai de inopino perguntou às duas crianças: "Vocês gostariam de viver comigo ou com sua mãe?", insinuando que ambos pensavam em separar-se. De fato, o pai maltrata sua esposa constantemente. É um indivíduo imaturo, fraco e bastante alegre. Mas aqui estou preocupado apenas com a mãe e seu estado de depressão crônica.
>
> Como responderei à preocupação dessa mulher frente à perda de peso do filho? Em minha clínica o tratamento não consiste em intervir psicoterapicamente na depressão da mãe, mas em examinar a criança. Não costumo encontrar doença alguma. Escolhi este caso porque nele, de fato, o menino estava

com um princípio de diabetes. Meu estudo objetivo da condição do garoto e o subsequente tratamento eram exatamente aquilo de que a mãe estava precisando. Ela continuará sendo maltratada pelo marido. Ela continuará com a depressão crônica e às vezes profunda. Mas, dentro dos limites propostos pelo problema, eu lidei com sua preocupação. O menino, além de receber o tratamento relativo à diabetes, recebeu ajuda para compreender a situação que se desenrolava em casa. Mas eu não me surpreendo ao constatar que minha ação não resolve o problema maior, que é a depressão crônica da mãe.

A RESPONSABILIDADE LIMITADA DO SERVIÇO SOCIAL

Em muitos casos é possível lidar com a depressão da mãe ao examinar a coisa que a está preocupando e ao lidar com essa coisa. Ela pode, por exemplo, ter-se enganado nas contas da casa e contraído uma dívida, apesar de repudiar toda desonestidade; ou, talvez seu marido esteja desempregado e ela não consiga pagar as prestações da TV.

Outra mãe me traz sua filha, e não fica claro o porquê da consulta. Poderíamos mesmo dizer que os sintomas alegados dependeriam do especialista a que ela estivesse se dirigindo. A mãe poderia ter perguntado a um otorrinolaringologista se as amígdalas da criança estavam em bom estado. Poderia ter consultado um oftalmologista para saber se a criança estava enxergando bem. Ela é capaz de perceber rapidamente as expectativas de um médico e descrever-lhe todos os sintomas que parecem lhe interessar. Eu consigo fazer uma boa anamnese, o que lhe dá alguma visão das flutuações de sua atitude

7. A FAMÍLIA AFETADA PELA DOENÇA DEPRESSIVA DE UM OU AMBOS OS PAIS

para com a criança. Ela consegue perceber que a filha está se desenvolvendo bem, apesar de às vezes tornar-se o objeto da preocupação materna. A menina de fato apresenta alguns sintomas, entre os quais certa falta de apetite.

Nesse caso, decido que devo dizer à mãe alguma coisa nas seguintes linhas: "Você teve razão de trazer a criança quando ficou preocupada; é para isso que estamos aqui; no momento minha opinião é de que a criança está bastante saudável, e eu me disponho a refazer meu diagnóstico na semana que vem, ou quando você quiser voltar aqui".

Esta mãe recebeu a garantia de que precisava, pois examinei sua filha e levei a sério sua preocupação. Ela tem dificuldade de acreditar que a criança está bem, mas é possível que no dia seguinte já tenha esquecido sua ansiedade. De nada adiantaria um médico dizer a essa mãe que ela está fazendo uma tempestade num copo de água, especialmente quando ela de fato está!

Além disso é importante lembrar que, nos casos de pais com distúrbios psiquiátricos e que veem em nós um apoio para suas dificuldades domésticas, devemos estar sempre preparados a "alinharmo-nos com a família contra" qualquer autoridade local ou agência de serviços que porventura se tenha tornado um anátema para a mãe ou o pai.

É possível que não entendamos por que pessoas tais como as que descrevi não conseguem obter ajuda de modo natural, e vão acumulando sua confusão e seu desespero a ponto de ficarem paralisadas. Em geral, o papel que desempenhamos profissionalmente seria desempenhado por um amigo. Mas há pessoas que mal conseguem fazer amigos. Os indivíduos com quem trabalhamos não raro são pessoas desconfiadas. São reservados ou retraídos; alguns já mudaram de cidade uma, duas ou três vezes, e não têm facilidade para entrar em contato com os vizinhos. As pessoas geralmente conseguem contornar as dificuldades menores; uma falha qualquer, porém, é suficiente para ativar uma depressão latente, e a impossibilidade de pagar em dia uma prestação pode ser capaz de suscitar dúvidas sobre a vida e o sentido da vida. Desencadeou-se algo muito mais profundo que a possibilidade, ou não, de adquirir um aparelho de TV.

Fique claro que nossa ação profissional não se limita a um manejo cotidiano; esse tipo de manejo, porém, é uma das armas que as pessoas empregam em sua luta contra a depressão. O manejo bem-sucedido de um dia é motivo para esperança; mas basta o mínimo de confusão para que bata à porta um estado irremediavelmente caótico.

TERAPIA NO SERVIÇO SOCIAL

Muitas vezes, em nosso trabalho profissional, agimos como psicoterapeutas, embora não façamos interpretações do inconsciente. Lidamos com a depressão, prevenimos a depressão e resgatamos pessoas que nela estão imersas. Somos enfermeiros da mente. O problema dos enfermeiros da mente que trabalham em hospitais psiquiátricos é a enorme dificuldade de obter sucesso. Nós, felizmente, temos chances razoáveis de êxito. O enfermeiro da mente precisa acostumar-se a tolerar o fracasso em que redunda boa parte de seus esforços. O enfermeiro da mente que trabalha no hospital psiquiátrico deve invejar nossas maiores possibilidades de obter êxito, pois trabalhamos com aquela modalidade de depressão localizada no outro extremo do espectro, em que a tendência é para a autocura, e

7. A FAMÍLIA AFETADA PELA DOENÇA DEPRESSIVA DE UM OU AMBOS OS PAIS

essa tendência em geral pode ser estimulada e catalisada por pequenas ações nossas. Mas também devemos reconhecer que no nosso trabalho podemos deparar com casos severos, e também temos de tolerar o fracasso, e certamente devemos aprender a aguardar antes de nos certificarmos de haver obtido um bom resultado. Como psicanalista, desenvolvi muito essa prática de esperar, esperar e esperar. Também há aqueles sucessos que, no papel, não parecem sucessos – casos em que temos certeza de que nossa ação teve resultados, muito embora o indivíduo no fim tenha sido mandado novamente à prisão, ou a mulher tenha cometido suicídio, ou as crianças tenham sido encaminhadas para custódia.

Qual é a diferença entre o caso de hospital psiquiátrico, onde não há esperança, e a depressão menos severa que nós frequentemente conseguimos tratar? Não há diferença essencial entre as psicologias dos dois tipos de caso. A melancólica internada no hospital, incapaz de dedicar-se a qualquer atividade por meses ou mesmo anos, bate no peito e diz: "Ai de mim!"; ela é incapaz de preocupar-se com qualquer coisa em particular, pois não consegue aproximar-se da causa verdadeira. Em lugar disso, sente uma culpa ilimitada; sofre, sofre e continua a sofrer, e no fim todos sofremos com seu sofrimento. Às vezes diz que matou uma pessoa querida, ou assume a responsabilidade pelo desastre ferroviário ocorrido no Japão. Não adianta argumentarmos contra. Falaremos em vão.

Já os casos mais esperançosos são aqueles em que a mulher em estado de depressão está deprimida *por causa de alguma coisa*, alguma coisa dotada de algum sentido. Ela está angustiada por não conseguir manter a casa limpa. Aqui torna-se fácil entender que há uma situação criada pelo entrelaçamento de realidade e fantasia: a depressão a impede de levar o trabalho a cabo, e o atraso no serviço a deixa deprimida.

Há esperança nos casos em que a depressão assume a forma de uma preocupação *com* algo. Isso nos abre uma porta de entrada. *Não cabe a nós* tentar ajudar a mulher a tomar consciência da fonte real de seu sentimento de culpa – o que poderia ser feito num processo psicanalítico de vários anos. O que podemos fazer é ajudar um pouco, ao longo de certo período de tempo *e só em relação àquele ponto específico em que o indivíduo afirma ter fracassado; agindo assim, comunicamos esperança.*

O ponto central de meu discurso é que, quando uma depressão materna se expressa em termos de uma preocupação ou confusão, nós temos um meio de tratá-la: podemos lidar com essa preocupação ou confusão. *Não costumamos eliminar a depressão* por esse método; frequentemente, o máximo que podemos fazer é quebrar um círculo vicioso em que a confusão ou uma negligência no cuidado das crianças está realimentando e reforçando a depressão. Para o bem de nossa própria sanidade mental, devemos saber que o verdadeiro problema é a depressão, e não a preocupação manifesta. Não raro vemos a depressão abrandar-se, e a mãe torna-se capaz de dar conta dos detalhes que, por muitas semanas ou até meses, a haviam derrotado. Ou então ela volta a obter a ajuda de amigos.

Quando a depressão se for, a mulher dirá que tudo ocorreu devido a uma constipação, que ela tratou com as ervas recomendadas pela esposa do quitandeiro. Não nos importamos. Sabemos que fizemos nossa parte, afetando indiretamente o distúrbio dessa mulher e reforçando sua capacidade de resolver a luta interior que, no inconsciente, mobilizava grande parte de suas energias.

7. A FAMÍLIA AFETADA PELA DOENÇA DEPRESSIVA DE UM OU AMBOS OS PAIS

EXEMPLOS CLÍNICOS

> Uma moça me procura para tratamento analítico. Não vou me referir à longa análise de sua propensão à depressão. Ela acaba de sair do hospital psiquiátrico em que permaneceu internada por um ano, está de novo trabalhando e sujeita a recair em fases depressivas curtas e recorrentes.
>
> Pouco tempo atrás, procurou-me, deprimida. Tratava-se do sistema de aquecimento de seu novo apartamento. Tentara economizar dinheiro consertando o aparelho antigo, e agora defrontava-se com a necessidade de comprar um novo. Como ela poderia ganhar dinheiro suficiente para viver? Não via futuro para si – apenas uma batalha já perdida e uma vida solitária. Soluçou durante toda a sessão.
>
> Chegando em casa, percebeu que o problema de seu aquecedor fora solucionado e que alguém lhe mandara algum dinheiro. Mas o que importa para nós é que a depressão já se fora enquanto caminhava para casa, antes de encontrar o aquecedor e o dinheiro. Já estava cheia de esperança quando deparou com os presentes de boas-vindas e, embora nenhuma mudança se houvesse processado quanto ao lugar que ela ocupa no mundo, agora tinha poucas dúvidas de que seria capaz de se sustentar, e eu havia compartilhado de sua fase de desesperança.

Afirmo que nosso trabalho torna-se inteligível e recompensador quando temos em mente todo o peso da depressão que deve resolver-se no interior da pessoa deprimida, enquanto tentamos ajudar no tocante ao problema imediato apresentado, qualquer seja ele. Nosso trabalho é regulado por uma certa economia e nos saímos bem quando conseguimos fazer a coisa certa na hora certa; quando tentamos o impossível, porém, ficamos nós mesmos deprimidos e o caso não sofre a mínima alteração.

Deixe-me dar mais dois exemplos:

Eis uma família muito boa que me consulta em minha clínica particular. A família é bastante tradicional, vive numa bela casa e goza de todas as vantagens materiais. Os pais me trazem um dos dois filhos meninos, pois veem que ele não está se desenvolvendo apropriadamente. Sua conduta é perfeita e, de um modo ou de outro, o que ele parece ter perdido é sua infância.

O que desejo afirmar é o seguinte: vi ambos os meninos, diversas vezes, e aos poucos percebi ser necessário que eles fossem cuidados por outra pessoa que não a mãe. A mãe está lidando com uma depressão. Está se tratando e sem dúvida melhorará; mas meu tratamento desses meninos, que até agora obteve bastante sucesso, tem provocado na mãe um terrível sentido de ser um fracasso. Foi traumatizada pelo fato de ter precisado delegar a outrem o cuidado de seus dois filhos. Agora, o que ela faz é preocupar-se com sua filha, uma menina absolutamente normal. Ela pede que eu volte minha atenção para essa criança; é importante que eu lhe diga, de tempos em tempos, que examinei a criança sob todos os ângulos e que estou pronto a reconsiderar o caso, mas que, no momento, tudo o que vejo é uma criança normal. Qualquer insinuação de dúvida de minha parte seria tomada pela mãe como uma confirmação de sua própria ansiedade quanto à ideia de que ela não serve para nada. A mãe é sem dúvida uma pessoa muito boa, e construiu com seu marido uma família duradoura, que poderá acompanhar as crianças até que emerjam da adolescência para aquele estado de independência a que chamamos vida adulta. Essa mãe esteve comigo mais uma vez depois de eu ter escrito isto. Está fazendo tratamento

7. A FAMÍLIA AFETADA PELA DOENÇA DEPRESSIVA DE UM OU AMBOS OS PAIS

e encontra-se muito menos deprimida. Disse-me: "A casa foi reformada e, com isso, eliminamos uma rachadura que havia no teto de um dos quartos. A menininha entrou no quarto e falou: 'Como é bom que não tem mais rachadura'". (Ela estivera aterrorizada com a rachadura.) Eu disse à mãe: "Sua filha evidentemente notou como você melhorou".

Um colega meu manteve-se por muito tempo distante das questões psicológicas. Era cirurgião; um dia, e acho que para sua própria surpresa, pediu-me que desse uma olhada em seus filhos, que pareciam estar cheios de sintomas. O que vi foi uma vida familiar sadia, com bastante tensão entre os pais, mas um grau suficiente de estabilidade. Os sintomas das crianças eram típicos da idade, e todos nós sabemos quantos sintomas as crianças podem apresentar quando têm dois, três ou quatro anos. Quase deixei de perceber o problema central neste caso, que era a depressão que afligia o pai e vinha assumindo a forma de uma dúvida quanto à sua capacidade de exercer de forma apropriada o papel de marido e pai de família. Felizmente percebi-o a tempo, e disse-lhe: "Estas crianças são o que eu considero normais". Seu alívio foi grande e duradouro, e a família tem crescido e prosperado. Teria sido desastroso se, depois de constatar as dificuldades e ansiedades presentes na vida dessas crianças e na relação entre os pais, eu tivesse procurado solucioná-las. Minha tarefa era bastante limitada e, nesse caso, acho que fiz o que deveria ter feito; mas era necessário que fosse feito rapidamente, e com uma certeza serena. Acho que mesmo a sugestão de um teste de inteligência, ou qualquer outra expressão de dúvida de minha parte, teria transformado o caso numa situação muito complexa, com manejo de longo prazo. Sei que a esposa desse homem não ficaria nem um pouco contente se eu sugerisse que as crianças fizessem psicoterapia.

Agora quero chamar a atenção para o tanto de depressão que pode permanecer contida no indivíduo sem que outros sejam afetados por isso. Eis um caso ilustrativo:

O caso envolve uma mulher que é particularmente brilhante no campo intelectual, e que poderia sem dúvida exercer um cargo de alta responsabilidade na área de educação. Mas preferiu casar-se e criou três filhos, três meninos que agora estão casados; ela tem oito netos. Pode-se dizer que obteve muito êxito na vida, sobretudo no que se refere à criação das crianças e ao estabelecimento de uma família. Foi capaz de suportar a morte prematura do marido sem apoiar-se em demasia sobre seus filhos, quando, na viuvez, vê-se obrigada a trabalhar para dar vazão a sua energia e ganhar a vida. Ora, essa mulher, segundo sei, sofre de uma depressão severíssima toda manhã. Isso tem sido uma característica de sua vida. Entre a hora do despertar e o momento em que, depois do desjejum, ela já conseguiu fazer-se parecer com alguma coisa que o mundo possa aceitar, ela permanece na mais profunda depressão, chorando e, às vezes, correndo o risco de ceder a impulsos suicidas.

Poderíamos dizer que, entre o despertar e o desjejum, ela é tão doente quanto muitos pacientes melancólicos de hospitais psiquiátricos. Ela tem sofrido intensamente. Não há dúvidas de que sua família se sairia ainda melhor se ela não tivesse esse distúrbio. Não obstante, nesse caso como em muitos outros, a depressão permaneceu relativamente contida em si mesma, sentida sobretudo por sua portadora, a qual, tanto quanto possível, conformou-se com o fato de que para ela a vida é

7. A FAMÍLIA AFETADA PELA DOENÇA DEPRESSIVA DE UM OU AMBOS OS PAIS

assim mesmo. No restante do dia, tudo o que se poderia inferir de seu comportamento é que ela é uma pessoa de grande valor, dotada de um senso de responsabilidade perfeitamente adequado para passar às crianças o sentimento de segurança de que precisam.

Todavia, esses indivíduos deprimidos, mas relativamente normais, têm amigos. Amigos que os conhecem, apreciam e valorizam, e que portanto são capazes de dar-lhes o apoio necessário. Mas que dizer dos indivíduos que têm dificuldade para fazer amizades e recorrer aos vizinhos? Esse é o tipo de complicação que torna necessária nossa intervenção profissional no sentido de oferecer, de modo limitado e profissional, o mesmo tipo de ajuda que um amigo poderia dar. A mesma desconfiança que dificulta o estabelecimento de amizades muitas vezes interfere na capacidade que a pessoa tem de aproveitar nossa atuação profissional. Ou, por outro lado, percebemos que fomos aceitos como amigos e idealizados, e assim nos tornamos os escolhidos para ouvir as reclamações que a pessoa tem a fazer o tempo todo contra os outros, seja um assistente social, a autoridade local, o comitê de habitação, as pessoas de pele escura que vivem no apartamento de baixo ou os sogros. Estabelece-se um sistema paranoide em que nós, por acaso, nos encontramos do lado de cá da linha que separa o bom do ruim. Quando nos encontramos do lado de lá, corremos o risco de ser excluídos.

PSICOLOGIA DA DEPRESSÃO

Concluirei com um breve resumo da psicologia da depressão. Trata-se, sem dúvida, de um assunto muito complexo; além disso, há vários tipos de depressão:

— Melancolia severa.
— Depressão alternando-se com mania.
— Depressão manifestando-se como negação da depressão (estado hipomaníaco).
— Depressão crônica, com ansiedade de natureza mais ou menos paranoide.
— Fases de depressão em indivíduos normais.
— Depressão reativa, associada ao luto.

Há certas características comuns a todos esses estados clínicos. O ponto principal é que a depressão indica que o indivíduo está assumindo a responsabilidade pelos elementos agressivos e destrutivos da natureza humana. Isso significa que a pessoa deprimida tem a capacidade de sustentar certa quantidade de culpa (relativa a questões de ordem sobretudo inconsciente), o que abre caminho para a atividade construtiva.

A depressão é evidência de crescimento e saúde no desenvolvimento emocional do indivíduo. Quando os primeiríssimos estágios do desenvolvimento emocional não são cumpridos de modo satisfatório, o indivíduo é incapaz de chegar ao ponto de sentir-se deprimido. Talvez o assunto fique mais claro se me referir ao desenvolvimento de um sentido de consideração. Se tudo correr bem no desenvolvimento individual, e apenas nesse caso, chegará um momento em que a criancinha começará a sentir consideração por si mesma e pelos resultados do amor. O amor não é só uma questão de contato afetuoso. O amor reúne em si os anseios instintivos de raiz biológica, e o relacionamento que se desenvolve entre um bebê e uma mãe (ou um pai, ou outra pessoa) carrega consigo ideias de destruição. É impossível amar de modo livre e pleno sem ter ideias destrutivas. A aquisição de um sentimento de culpa

7. A FAMÍLIA AFETADA PELA DOENÇA DEPRESSIVA DE UM OU AMBOS OS PAIS

com relação a essas ideias e anseios destrutivos que acompanham o amor é seguida pelo anseio de dar e reparar, e de amar de maneira mais adulta. ("Amar", é claro, tem paralelo com "ser amado".) A oportunidade de agir de forma construtiva vem de par com o processo de crescimento individual, e está intimamente ligada à capacidade de sentir culpa e dúvida e de estar deprimido.

Há muitas coisas que permanecem inconscientes, porém, e a depressão, como estado de espírito, reflete este fato: há muitas coisas inconscientes. Quando a agressividade e a destrutividade que fazem parte da natureza humana, e quando a chamada ambivalência nos relacionamentos – quando essas coisas são alcançadas no desenvolvimento pessoal, mas depois são profundamente reprimidas e tornadas inacessíveis, a melancolia manifesta-se como doença. Nesse estado, o sentimento que é o agente debilitante no sentimento de culpa não se faz mais acessível à consciência, a não ser ao fim de um longo e profundo tratamento psicanalítico.

Mas é importante lembrar que onde há depressão há também saúde; a depressão tende a curar a si mesma, e, não raro, uma pequena ajuda vinda do exterior faz toda a diferença e contribui para afastar a depressão. A condição dessa ajuda é uma aceitação da depressão, e não a ânsia de curá-la. Nossa oportunidade de proporcionar uma ajuda indireta situa-se naquele ponto em que o indivíduo nos deixa entrever uma situação em que possamos colaborar, e devemos sempre nos lembrar de que aquilo que estamos realmente fazendo é cuidando da mente em um caso de depressão.

8

**OS EFEITOS DA PSICOSE
SOBRE A VIDA FAMILIAR**
[1960]

Talvez eu deva, em primeiro lugar, tentar explicar o que a palavra "psicose" significa para mim.[1] A psicose é um distúrbio de natureza psicológica, mas não se identifica com a psiconeurose. Tem, às vezes, uma base física (como a arteriosclerose). Afeta pessoas que não são sadias o bastante para serem psiconeuróticas. Seria mais simples se disséssemos que a psicose é uma doença grave e a psiconeurose, uma doença branda; mas há aí uma complicação, pois as pessoas sadias conseguem conviver com a psicose, enquanto nem sempre o conseguem com a psiconeurose. A psicose é muito mais ligada à prática e aos elementos básicos da personalidade e da existência humana do que a psiconeurose, e (para citar a mim mesmo!) pobres de nós se nossa mente for apenas sã.

O termo "psicose" pode ser visto como uma designação popular para a esquizofrenia, a psicose maníaco-depressiva e a melancolia com complicações mais ou menos paranoides. Não há limites rígidos entre todos esses distúrbios e muitas

---

[1] Palestra proferida diante da Association of Child Care Officers, em fevereiro de 1960.

8. OS EFEITOS DA PSICOSE SOBRE A VIDA FAMILIAR

vezes ocorre, por exemplo, de um obsessivo tornar-se deprimido ou confuso, voltando em seguida a sua obsessão. Nesse caso, as defesas psiconeuróticas transformam-se em psicóticas e depois novamente em psiconeuróticas. Vê-se também esquizofrênicos tornando-se deprimidos. A psicose representa uma organização das defesas, e por trás de toda defesa organizada há ameaça de confusão, que constitui na verdade um colapso da integração.

O melhor meio de demonstrar quais podem ser os efeitos da psicose sobre a vida familiar é proceder à apresentação e discussão de casos reais. Aqueles que lidam com esses problemas sabem que muitas famílias se desfazem devido à carga da psicose sobre um de seus membros, e que a maior parte dessas famílias provavelmente permaneceria unida se pudesse ser aliviada de uma carga tão insuportável. Esse é um problema prático de grande gravidade que pede adoção instantânea de medidas preventivas, sobretudo em nível da provisão de cuidados psiquiátricos hospitalares para crianças. Penso no sentido de um centro residencial onde as crianças pudessem permanecer por um período de duração indefinida, e de onde pudessem ser levadas todos os dias a um psicanalista, que atenderia também outros tipos de pacientes, incluindo adultos.

Os problemas decorrentes da psicose fundem-se com aqueles produzidos pela deficiência mental primária, por deficiências físicas como a diplegia espástica e moléstias afins, pelos efeitos da encefalite (felizmente muito menos comum hoje que na década de 1920) e pelas várias modalidades clínicas da tendência antissocial indicativa de deprivação. Entretanto, para o que nos importa aqui, a psicose propriamente dita seria indicativa de um distúrbio nas primeiras fases do desenvolvimento emocional, permanecendo o cérebro intacto. Em alguns casos é forte a tendência hereditária à psicose, enquanto em outros esse dado não é significativo. Começarei por relatar um caso que acompanhei por vários anos sem que minha intervenção redundasse em gualquer mudança de situação:

> Uma mulher um tanto quanto masculina gerou um filho que se tornou uma espécie de caricatura do pai. O pai era um homem bastante dependente da esposa, tomava poucas decisões e assumia pouca responsabilidade. Não obstante, ganhava muito bem trabalhando numa área altamente especializada. Desde cedo o menino deu mostras de ser muito inteligente e psicótico. Mas o distúrbio não foi reconhecido logo como tal, pois toda atitude do menino podia ser vista como reprodução das características do pai quando criança. A avó dizia a todo instante: "Mas o pai do menino fazia exatamente a mesma coisa". Por exemplo: o garoto, de modo tipicamente psicótico, entrava na sala de estar e dizia à avó: "Você fez cocô nas calças". Seu pai fazia inversões semelhantes quando criança e costumava dizer a mesma coisa.
>
> As especializações do pai, contudo, se revelaram frutíferas, enquanto as do menino não o levavam a lugar algum. Ele foi capaz, por exemplo, de classificar 38 tipos de semáforo na cidade de Londres. Simplesmente não conseguia especializar-se de uma forma produtiva. Ele de fato não sabia somar, pois não compreendia o significado do número UM; com sorte, poderia ter deixado as somas de lado e passado direto para a matemática avançada, ou ter-se tornado um prodígio do xadrez. Mas não o fez, e hoje tem trinta anos. Seus pais tiveram de canalizar energias para os problemas imediatos, e também para o futuro. Economizaram dinheiro para poder garantir a continuidade de seu tratamento. Não tiveram coragem de ter mais filhos. Mais

8. OS EFEITOS DA PSICOSE SOBRE A VIDA FAMILIAR

> que isso: não fosse por esse fato, poderiam ter dado continuidade ao próprio crescimento e, como muitos outros casais, poderiam ter se separado na meia-idade para talvez dar início, cada um dos dois, a um casamento mais maduro. Mas a presença da psicose amarrou esses dois indivíduos responsáveis a um círculo vicioso, do qual não há escapatória.

Nesse relato, deixei escapar algumas opiniões pessoais sobre o casamento e a ideia de um segundo casamento. Há pessoas que, muito genuinamente, acreditam no crescimento; tais pessoas, tendo perdido sua adolescência, tendem a reencontrá-la, se necessário, em algum ponto da meia-idade.[2] A questão é: o sofrimento acarretado pela separação seria suficientemente contrabalançado pelo que poderia advir de bom? Quando o panorama é dominado pela psicose ou por distúrbios afins, é possível que não haja alternativa à continuidade, exceto, talvez, para os indivíduos fracos e irresponsáveis.

Eis outro caso de longa duração:

> Fui consultado sobre um menino de sete anos e meio de idade, filho único, que nasceu com suspeita de defeito cerebral. À época da consulta ele era tido como deficiente, apesar de ter demonstrado muitos sinais de esperteza. Aprendeu a ler com oito anos, simplesmente porque tinha uma enfermeira que dizia que o ensinaria a qualquer custo. O fato de ter aprendido a ler teve importância, e deu certo alívio aos pais. O garoto (hoje com vinte anos de idade) começou a apresentar problemas desde muito cedo. Era filho único e provavelmente não desejado. Creio que seus pais nunca haviam pensado

---

2   Cf. o capítulo 6 para uma discussão mais ampla desse tema.

em ter um filho, ou não estavam preparados. Dedicavam-se totalmente ao trabalho, aos cavalos e a outras coisas: a ideia de vida deles consistia em concentrar o trabalho de escritório em alguns dias e noites no meio da semana, vivendo num apartamento pequeno e bem-organizado, e passar longos fins de semana no interior da Inglaterra, numa vida rústica, entremeada de caçadas de raposas e bailes e coisas afins. A vida para eles acontecia nos fins de semana.

Agora junte-se a isso um menino psicótico que chora a noite inteira, urina na cama e não se adapta nem um pouco à vida rural, tem medo de cachorros e recusa-se a montar num cavalo. Simplesmente não encaixa.

Esse casal muito bom teve de fazer um ajuste bastante artificial em sua vida para dar ao menino algo que lhe fosse adequado; e é claro que nada se adequava a ele. Sacrificaram muitas coisas para poder dar-lhe tratamento, o qual, apesar disso, não o curou. O pai morreu prematuramente, de enfarte, no auge da carreira, e a mãe ficou desamparada, carregando toda a responsabilidade pelo garoto. Uma escola veio em seu socorro e o menino permanece lá, embora não tenha capacidade de tornar-se maduro e assumir responsabilidades. O pior é que se trata de uma pessoa muito amável, que ninguém poderia machucar, e que estará sempre precisando da atenção que, se é fácil dedicar a uma criança de cinco anos, não é tão fácil dar a uma mesma criança para sempre.

Deixe-me tomar agora um caso mais promissor:

Um menino, filho de pais altamente responsáveis, começou a regredir em vez de progredir em determinado ponto de seu desenvolvimento que parecia coincidir com uma nova gravi-

8. OS EFEITOS DA PSICOSE SOBRE A VIDA FAMILIAR

> dez da mãe. Desenvolveu-se nele uma forte psicose de infância e, até pouco tempo atrás, esse menino seria considerado deficiente.
>
> Mas neste caso foi possível proporcionar-lhe um tratamento psicoterápico, que tem obtido certo sucesso. Os pais fizeram todo o possível para apoiar o tratamento e esperar pelos resultados, mas não poderiam ter mantido a união do lar não fosse por um esquema armado pelo esmoler do hospital: há dois anos, o menino tem sido buscado de carro várias vezes por semana e transportado até o hospital e de volta para casa, numa distância de cerca de trinta quilômetros. Os gastos têm sido enormes, mas sem dúvida são justificados.

Neste caso particular, a família por pouco conseguiu suportar o distúrbio do garoto. Devo dizer que o tratamento bem-sucedido de uma criança pode ser traumático para um ou ambos os pais. A psicose latente do adulto, que até então estava muito bem, mantendo-se oculta e adormecida, reaparece pela profunda transformação na direção da saúde operada na criança, e passa a exigir sua cota de reconhecimento e atenção. No caso seguinte, um internato aceitou a criança:

> O filho de um diretor de escola pública quase destruiu a carreira do pai, o que era muito sério, visto que o homem não tinha aptidão para nenhuma outra. O garoto, caçula de vários irmãos (todos sadios), entrou num estado de confusão persistente, o que tornou inviável sua permanência tanto na escola onde estudava na cidade como na escola onde residia à noite. O garoto era bastante inquieto e imprevisível. Sua mãe provavelmente teria conseguido cuidar de mais um filho *normal*, mas era já muito velha para lidar com esse menino, cujo estado

era incompatível com a tranquilidade. O pai voltava-se a seus estudos e à rotina, e assistia a tudo à distância, como que olhando pelo lado inverso de um telescópio.

A mãe tem uma energia tremenda e está sempre tentando providenciar ajuda para pais com problemas semelhantes ao seu. A família só se manteve unida porque certa escola aceitou o menino tal como era, sem esperar qualquer vantagem de sua presença. Ele tem hoje vinte anos e continua na escola.

Cada vez mais os internatos querem que seus alunos se saiam bem nos estudos, ou então há escolas especialmente projetadas para a educação de crianças desajustadas. Esse garoto não era desajustado nem apresentava nenhum sinal de tendências antissociais; é muito afetuoso e sempre espera ser amado. Mas amiúde cai em estados de confusão, quando, na melhor das hipóteses, vive como se fosse composto de diversos pedaços dissociados. Vi-o diversas vezes, mas não encontrei nenhum lugar onde pudesse deixá-lo e mantê-lo por um período em que diariamente viesse ver a mim ou a um colega.

Casos desse tipo não se desenvolvem bem porque não têm aquela propriedade característica da tendência antissocial, que age até *forçar* alguma autoridade a contê-la por cadeias emocionais ou físicas. O distúrbio desse garoto vai apenas cansando cada vez mais a família, e o menino nem sequer retira prazer ou proveito de um processo que consistiria em tentar, conseguir ou fracassar. Em famílias como essa, os outros filhos afastam-se tão rápido quanto podem e os pais envelhecem preocupando-se com o que ocorrerá depois que morrerem. Não importa se a doença do filho foi causada por algo que veio dos pais. Muitas vezes esse é o caso, mas não por vontade explícita ou devassidão parental. Simplesmente acontece.

8. OS EFEITOS DA PSICOSE SOBRE A VIDA FAMILIAR

> Um professor do norte do país constituíra com sua esposa uma estrutura familiar satisfatória, e tudo corria bem até que uma psicose infantil derivada de um cretinismo não detectado apareceu para perturbá-los. Os dois simplesmente não conseguiam conviver com a psicose de sua filhinha.
>
> Nesse caso tive a felicidade de poder valer-me da amizade que tenho com um oficial da Vara da Infância, de modo que logo se encontrou para a menina um lar substituto numa família de classe trabalhadora residente num distrito rural do sul da Inglaterra. Nessa família, a criança retardada, mas em desenvolvimento, podia ser aceita como convalescente de uma doença. Salvou-se por esse esquema a família do professor, o qual pôde levar adiante sua carreira. Interessou-me o fato de que a diferença de status social entre os pais verdadeiros e substitutos não parecia ter importância, e a garota certamente viria a beneficiar-se do fato de que, na nova família, ninguém esperaria dela uma brilhante carreira acadêmica. Além do mais, tranquilizava-me a grande distância existente entre o lar verdadeiro e o adotivo.

Esse tipo de complicação é bastante comum: os pais sentem-se culpados pela condição do filho. Não conseguiriam explicar o porquê, mas seriam incapazes de desvincular a condição da criança de sua expectativa de retribuição. Os pais adotivos não têm esse tipo de problema, e têm mais liberdade para aceitar a criança como um ser rude, estranho, atrasado, incontinente e dependente. Por mais óbvio que isso pareça ser, gostaria de reafirmá-lo mais uma vez: não se deveria permitir a dissolução de nenhuma família por força da psicose num dos filhos ou num dos pais. De todo modo, deveríamos ser ao menos capazes de *oferecer* alívio, o que normalmente não conseguimos fazer hoje.

Não sei por que a maioria dos casos que me vêm à mente envolve meninos. Seria isso fruto do acaso? Ou haveria aí um indício de que as meninas de algum modo conseguem ocultar-se melhor, representar um papel, ficar sempre parecidas com a mãe, preservando no interior sua identidade como um bebê não nascido? Acho que há algo de verdadeiro na teoria de que a menina, melhor que o menino, é capaz de conviver com um falso self que aquiesce e imita; isto é, a menina tem mais facilidade de evitar ser levada a um psiquiatra infantil. É mais provável que o psiquiatra venha a atuar quando a garota desenvolver anorexia ou colite, infernizar os pais na adolescência ou sofrer de depressão no início da vida adulta.

Uma menina de treze anos viajou quase duzentos quilômetros para ver-me, enviada pelas autoridades locais, que já haviam esgotado todas as suas possibilidades de ação. Ao entrar na sala de espera, deparei com uma menina altamente desconfiada, acompanhada de um pai pronto a explodir de raiva comigo. Tive de agir rapidamente e lhe pedi que esperasse (pobre homem!) enquanto atendia a garota. Permaneci com ela uma hora e, desse modo, tomando seu partido, fui capaz de estabelecer um contato muito profundo, cujos efeitos duraram anos e ainda subsistem. Tive de alinhar-me com seus delírios paranoides a respeito da família. Tais delírios vinham envolvidos em fatos que provavelmente tinham base real.

Depois de uma hora ela me permitiu falar com o pai, que estava no alto de seu pedestal e na defensiva. Ele era uma personalidade importante do governo local e sua reputação estava sendo arrasada pelo que a menina vinha revelando publicamente. A estatura política do pai impedia as autorida-

8. OS EFEITOS DA PSICOSE SOBRE A VIDA FAMILIAR

des locais de tomar as providências necessárias, e não parecia haver uma solução clara para o problema.

A única coisa que pude fazer foi afirmar que essa menina *não poderia jamais voltar para casa*. Assim, ela passou um ou dois anos em uma instituição sob os cuidados de uma enfermeira-chefe excepcional; lá era feliz, e assumia uma parcela de responsabilidade no cuidado de crianças menores.

Mas a garota voltou a visitar sua casa. É provável que houvesse entre ela e a mãe um vínculo inconsciente, de ambos os lados; as perturbações logo recomeçaram.

Mais tarde soube que a menina se encontrava num reformatório, junto de várias jovens prostitutas. Passou lá um ou dois anos, mas não se tornou prostituta, pois não era uma personalidade deprivada, marcada por tendência antissocial. As meninas que a rodeavam, compulsivamente heterossexuais, riam dela por ela não se prostituir.

Mas a menina ainda sofria de uma paranoia aguda. Criou no reformatório situações de ciúmes e fugiu. Foi enviada a um abrigo para desajustados e tornou-se enfermeira. Costumava telefonar-me, de repente, para dizer que estava com problemas no hospital. As chefes e companheiras eram agradáveis e apreciavam seu trabalho, assim como os pacientes. No entanto, certas coisas não deixavam de persegui-la – mentiras que contara para garantir o emprego, pagamentos que deixara de fazer para os vários fundos de desemprego e saúde –, embora ela soubesse que eu nada podia fazer, e então desligávamos o telefone. Algum tempo depois, noutro hospital, repetiam-se a mesma história e as mesmas desesperanças. Triste era sua vida, e a base de minha relação com ela consistia em dizer-lhe: "Você não deve jamais voltar para casa". Mas ninguém que morasse nas proximidades de sua casa lhe poderia ter dito isso, pois esse lar, evidentemente, não tinha nada de ruim; e, se a menina se livrasse da paranoia, conseguiria, na medida do possível, achar sua casa bastante tolerável.

A patologia psicótica num dos pais não raro é o motivo de nosso fracasso, visto que a responsabilidade cabe justamente à pessoa doente. Nem sempre se aplica a máxima de que resta um pai para assumir a situação: muitas vezes o pai sadio retira-se para resguardar a própria sanidade, mesmo à custa de submeter os filhos à psicose do outro progenitor.

Neste caso seguinte, o problema era dos pais:

> Os envolvidos são um menino e uma menina, separados por apenas um ano de diferença de idade. A menina é mais velha, o que, no caso, já foi por si só um desastre. Eram os dois únicos filhos de um casal de pais muito perturbados. O pai tinha bastante êxito nos negócios e a mãe era uma artista que sacrificara a carreira pelo casamento e que, por ter uma esquizofrenia não detectada, não se adequava bem a seu papel. Casara-se num ímpeto e teve os dois filhos para socializar-se em seu novo círculo familiar. Seu marido tinha personalidade maníaco-depressiva e quase psicopática.
>
> A mãe só conseguiu aguentar o menino quando ele ficou "limpo"; o cuidado de bebês não era com ela. Dedicava a seu filho um amor contínuo e violento, embora não expresso em nível físico, pelo que sei; o garoto teve um colapso esquizofrênico na adolescência. A menina tinha uma ligação muito forte com o pai, o que lhe deu uma segunda chance; assim, esperou até os quarenta anos, após a morte dos pais, para ter um colapso. Nesse meio tempo tornou-se uma mulher de negócios bem-sucedida, dando continuidade ao trabalho do pai

após sua morte. Tinha desprezo pelos homens, afirmava não ver "qualquer razão pela qual se possa considerá-los superiores" e provou no seu trabalho que de fato não deixava nada a desejar, ao contrário do irmão, a quem faltava tudo o que um homem precisa ter. O irmão casou-se, constituiu família, e a seguir livrou-se da esposa para poder assumir o papel de mãe em relação aos filhos, o que fez de modo excelente.

Um dia, depois de apagados todos os resquícios de seu passado, essa mulher muito doente, portadora de um falso self bastante bem-sucedido, procurou-me para tratamento. Com o tempo foi capaz de sofrer um colapso e travar contato com a própria esquizofrenia, da qual vem emergindo. O médico que a enviou não se impressionou nem um pouco quando lhe escrevi uma carta, antes de começar o tratamento, afirmando que, se tudo corresse bem, ela sofreria um colapso e viria a precisar de cuidados especiais. Bem, ela foi internada por doença mental, mas logo se recompôs, e teve alta antes de entrar na rotina dos eletrochoques e leucotomias, que ela, com muita razão, odiava.

Aqui se vê, portanto, uma psicose parental surtindo efeitos sobre dois filhos muito inteligentes que têm hoje quase 45 anos. Não tenho certeza, mas acho que a mulher tem ainda um tanto da vida para viver como uma pessoa real. (Últimas informações: tendência favorável.)

Se outro caso desses se apresentar a mim, delegarei, sabiamente, a outro profissional a responsabilidade de ajudar o paciente a sofrer seu colapso. Mas estou grato por ter testemunhado o alívio que tal colapso pode trazer a uma pessoa cujo falso self desenvolveu-se a um grau extremo.

A questão é: o que podemos depreender dessa breve descrição de caso? O ponto central talvez seja o fato de que essa mulher não pôde obter alívio antes da morte de seus pais e de ter conseguido se estabelecer como uma unidade independente. O custo de tamanha espera foi descomunal; sentia-se fútil e irreal, a não ser por ocasião de certas incursões no mundo da música e das artes visuais, que lhe davam um vislumbre ocasional do real.

É um fato terrível, mas verdadeiro: às vezes os filhos só podem ter esperanças de melhora após a morte dos pais. A psicose nesse caso está num ou em ambos os pais[3] e constitui-se de tal modo que a única esperança da criança passa a ser o desenvolvimento de um falso self; é claro que o filho pode morrer antes dos pais, mas, de toda forma, seu self verdadeiro terá conservado a integridade, permanecendo oculto e resguardado da violência exterior.

Esses relatos de casos revelam um aspecto do inevitável desespero que acompanha o trabalho clínico. Às vezes, quando confrontados com patologias severas, nada temos a fazer senão esperar que as coisas sigam seu rumo, e talvez a família se desfaça ante a tensão; às vezes temos a missão de pôr fim a uma situação familiar antes que ela se deteriore ainda mais; em outros casos tentamos lidar com a confusão existente. Com excessiva frequência não nos é dado ter nenhuma esperança; temos de aceitar o fato de bom grado, pois não faríamos nenhuma bem em cairmos, também nós, na paralisia decorrente do desespero.

---

3   Cf. também o capítulo 9.

9

OS EFEITOS DA PSICOSE PARENTAL SOBRE O DESENVOLVIMENTO EMOCIONAL DA CRIANÇA
[1959]

No capítulo anterior, discutindo os efeitos da psicose sobre a vida familiar, concentramo-nos sobretudo nos problemas criados pela patologia psicótica da criança.[1] Agora gostaria de examinar mais a fundo as consequências da psicose parental para a família e o desenvolvimento emocional da criança.

Para começar, farei referência a um belo poema escrito por uma menina de onze anos. Não posso reproduzir aqui o texto, que foi publicado em outro lugar com a assinatura da autora, mas posso dizer que ele transmite, com grande economia de palavras, uma imagem perfeita do que seja a vida cotidiana de uma família feliz. A sensação transmitida é a de uma família com crianças de diversas idades que interagem entre si, sendo o ciúme um elemento presente, mas suportável; a família pulsa com uma potência vital. Ao fim a noite chega e entram em cena os latidos dos cães, os pios das corujas e o mundo fora da casa. Dentro de casa tudo é silencioso, seguro, estático. O poema

---

[1] Palestra à Association of Psychiatric Social Workers, em novembro de 1959; subsequentemente publicada no *British Journal of Psychiatric Social Work*, v. 6, n. 1, 1961.

passa a impressão de retratar a vida da própria jovem autora. De que outro modo, pensamos, poderia alguém conhecer tão bem essas coisas?

A história de Esther

Chamemos a autora de Esther, e perguntemos: qual é seu passado? Esther é filha adotiva de um casal culto de classe média, que já tinha um filho adotivo e agora adotou outra menina. O pai sempre lhe foi muito dedicado, e entende-a com muita sensibilidade. A questão é: qual a história anterior dessa criança, e como pôde ela atingir a serenidade expressa nesse poema, repleto da atmosfera e dos detalhes da vida familiar?

> Parece que a mãe verdadeira de Esther foi uma mulher muito inteligente, que dominava várias línguas; mas seu casamento se desfez e ela passou a viver com um tipo "vagabundo". Esther foi filha ilegítima dessa união. Ao longo de seus primeiros meses de vida, sua mãe permaneceu totalmente sozinha. A mãe era a caçula de vários irmãos. Durante a gravidez, recomendou-se que ela se internasse voluntariamente para tratamento, mas ela não aceitou a ideia. Cuidou sozinha da criança desde o nascimento e, nos registros de uma assistente social, aparece como uma mãe que idolatra seu bebê.
>
> Esse estado de coisas perdurou até cinco meses depois do nascimento de Esther, quando a mãe passou a apresentar um comportamento estranho e um aspecto selvagem e distante. Depois de uma noite sem dormir, foi com o bebê para um campo aberto nas proximidades de um canal, onde um ex-policial estava a cavar. Caminhou então até o canal e nele

9. OS EFEITOS DA PSICOSE PARENTAL

atirou a criança. O ex-policial salvou de imediato o bebê, que estava ileso, mas a mãe foi detida e internada sob diagnóstico de esquizofrenia com tendências paranoides. Esther foi posta assim, aos cinco meses, sob os cuidados das autoridades locais, e era considerada "difícil" pelos encarregados do berçário onde permaneceu até ser adotada, com dois anos e meio de idade.

Nos primeiros meses seguintes à adoção, a mãe adotiva teve de suportar todo tipo de problema, o que entendemos como um sinal de que a criança não perdera ainda as esperanças. Entre outras coisas, costumava deitar-se e berrar no meio da rua. Com o tempo as coisas melhoraram um pouco, mas todos os sintomas reapareceram quando, cinco meses após a adoção de Esther – isto é, tendo ela já quase três anos –, um menino de seis meses foi introduzido na família. Esse garoto foi adotado legalmente, o que nunca ocorreu com Esther. A menina não deixava que o garoto chamasse a mãe adotiva de "mamãe", tampouco permitia que alguém se referisse à mãe como "mamãe" do garoto. Tornou-se a princípio extremamente destrutiva, mas depois passou a proteger o menino. Essa mudança sobreveio no momento em que a mãe, muito sábia, permitiu que Esther se transformasse de novo num bebê, tratando-a exatamente como se a menina tivesse seis meses de idade. Esther usou essa experiência de forma construtiva e iniciou sua nova carreira de mãe. De par com isso, ela desenvolveu um relacionamento muito bom e duradouro com o pai adotivo. Mas, nessa mesma época, Esther e a mãe passaram a estar mais ou menos permanentemente em conflito, a ponto de um psiquiatra aconselhar, tendo Esther cinco anos de idade, que ela passasse um período longe de casa. Olhando em retrospecto e considerando o que de fato estava acontecendo ali, esse parece ter sido um mau conselho. O pai, sempre sensível às necessidades da filha, foi o principal responsável por trazê-la de volta ao lar. De acordo com suas palavras, toda a crença da menina em seu lar adotivo perecera. O pai parece ter-se tornado a mãe dessa criança; talvez seja essa a origem da patologia paranoide que ele depois desenvolveu, com um sistema delirante em que sua esposa figurava no papel de bruxa.

Apesar da tensão sempre presente no relacionamento entre os pais adotivos, Esther tem-se desenvolvido satisfatoriamente. Os pais acabaram se separando e hoje existe entre os dois uma perpétua batalha legal. Há também o fato de que a mãe sempre demonstrou aberta preferência pelo garoto; este, por sua vez, desenvolveu-se bem o suficiente para ser capaz de recompensá-la com seu amor.

Eis, em breves linhas, a história triste e complicada da autora daquele poema, que, para mim, parece exalar segurança e conhecimento da vida familiar. Acompanhemos agora algumas das implicações do caso.

Não é impossível que uma mãe muito perturbada, como a de Esther, propicie um início de vida excepcionalmente bom para seu bebê recém-nascido. Creio que a mãe de Esther tenha-lhe proporcionado não só uma experiência satisfatória de amamentação como também aquele apoio egoico que é tão necessário nos primeiríssimos estágios da vida e que só pode provir de uma mãe identificada com seu bebê. Essa mãe estava provavelmente num grau extremo de fusão com seu bebê. Eu diria que ela quis livrar-se daquele bebê com o qual estivera fusionada, com o qual vinha formando como que uma única pessoa, porque enxergava num futuro próximo o surgimento de uma

9. OS EFEITOS DA PSICOSE PARENTAL

nova fase com a qual ela não saberia lidar: uma fase em que o bebê precisaria se separar dela. Ela não seria capaz de acompanhar as necessidades do bebê nesse novo estágio de desenvolvimento. Poderia atirá-lo longe, mas não separar-se dele. Forças muito profundas estariam em ação num tal momento: quando a mulher atirou o bebê no canal (escolhendo uma hora e um local que tornariam seu resgate quase certo), estava tentando lidar com um poderoso conflito inconsciente, tal qual, por exemplo, seu medo de ter o impulso de comer a filha no momento da separação. Seja como for, o bebê de cinco meses pode ter perdido naquela hora uma mãe ideal, uma mãe que ainda não fora mordida, repudiada, empurrada, aberta ao meio, roubada, odiada, além de destrutivamente amada; uma mãe, de fato, a ser conservada como imagem ideal.

Segue-se a isso um longo período do qual não conhecemos os detalhes, a não ser o fato de que, no berçário, Esther ainda era difícil, isto é, conservava uma lembrança da primeira experiência boa que tivera. Não ingressara ainda num estado de obediência, o que teria significado que abandonara toda esperança. Quando a mãe adotiva apareceu, muita coisa já acontecera. Naturalmente, à medida que a mãe adotiva começou a adquirir significado, Esther passou a usá-la para aquelas coisas que nunca teve oportunidade de fazer: morder, repudiar, empurrar, abrir ao meio, roubar, odiar. Nesse momento, é certo que a mãe adotiva precisava muito de alguém que esclarecesse o que ela teria de enfrentar, o que poderia esperar, como se preparar; é possível que uma tentativa tenha sido feita nesse sentido, mas os registros nada nos dizem. Adotara uma criança que perdera uma mãe ideal e vivera uma experiência confusa dos cinco meses aos dois anos e meio de idade, e em relação a quem não constituíra o vínculo fundamental que deriva dos primeiros cuidados do bebê. De fato, nunca chegou a desenvolver um bom relacionamento com Esther, embora não tivesse problemas com o menino menor; e quando adotou uma terceira criança, uma garota, dizia sem cessar a Esther: "*Este* é o bebê que eu sempre quis ter".

Foi o pai que assumiu o papel da mãe boa ou idealizada na vida de Esther; essa situação perdurou até a separação da família. Talvez tenha sido justamente isto o que desintegrou a família: o pai via-se cada vez mais forçado a fornecer a maternagem de que a criança precisava, e a mãe adotiva ia sendo obrigada cada vez mais a ocupar um papel persecutório em relação à criança. Esse problema amargou a existência, em outros sentidos satisfatória, da mãe, que se dava bem com o filho adotivo e a outra filha adotiva.

> Esther evidentemente herdou algo da inteligência de sua mãe e de sua facilidade no trato com as palavras, e creio que ninguém a qualificaria de psicótica. Não obstante, sofreu uma deprivação, e apresenta, entre outros problemas, uma propensão a roubar. Apresenta também dificuldades escolares. Vive com a mãe adotiva, que se tornou extremamente possessiva e dificulta ao máximo o acesso do pai à filha; por sua vez, o pai desenvolveu uma séria patologia psiquiátrica de natureza paranoide e delirante.

Os pais adotivos sabiam que a mãe de Esther era psicótica, isto é, que era paciente de uma instituição psiquiátrica; mas não conheciam o caso em detalhe, pois a assistente social identificava neles o medo de que Esther herdasse a loucura da mãe. É interessante que, nesses casos, a preocupação com uma possível loucura herdada parece sobrepor-se a uma questão muito mais séria, que se refere aos efeitos do período que a criança passou no berçário do orfanato antes da adoção. No caso de Esther, sem dúvida alguma, esse período caracterizou-se como um período de confusão, quando deveria ter sido muito mais direto, simples e, na verdade, pessoal.

PATOLOGIA PSICÓTICA

A psicose dos pais não produz psicose nos filhos. A etiologia não é assim tão simples. A psicose não se transmite diretamente, como a cor do cabelo ou a hemofilia, nem passa da mãe para o bebê através do leite. Não é uma doença. Para os psiquiatras que não se interessam tanto por pessoas quanto por doenças – doenças da mente, diriam –, a vida é relativamente simples. Mas, para aqueles que tendem a ver os pacientes psiquiátricos não como portadores de doenças, mas como vítimas da batalha humana pelo desenvolvimento, pela adaptação e pela vida, a tarefa se torna infinitamente mais complexa. Quando vemos um paciente psicótico, sentimos que, "não fosse pela graça de Deus, aí estaríamos nós". Conhecemos em nós o distúrbio que no paciente encontramos sob uma forma exagerada.

Talvez uma classificação sumária ajude na distinção dos vários tipos de distúrbio. Em primeiro lugar, podemos separar os pacientes psicóticos em pais e mães, pois há alguns efeitos que só podem advir da relação entre mãe e bebê, que começa tão cedo; se o pai tem aí alguma participação, é apenas enquanto desempenha o papel de mãe substituta. Vale notar aqui que o pai tem a desempenhar um papel muito mais importante que esse: ele torna humano algo na mãe e retira dela o elemento que de outra forma se torna mágico e potente e compromete o próprio aspecto maternal. Os pais têm seus próprios distúrbios, cujos efeitos sobre a criança podem ser estudados; naturalmente, tais distúrbios não acometem o bebê no início da vida, mas apenas quando ele atinge idade suficiente para perceber o pai como um homem.

Clinicamente, eu dividiria as psicoses entre as de tendência maníaco-depressiva e os distúrbios esquizoides, que incluem, no grau mais extremo, a própria esquizofrenia. Acompanha todos esses distúrbios um grau razoável de delírios de perseguição, seja em alternância com a hipocondria, seja manifestado como hipersensibilidade de caráter paranoide.

Tomemos agora a esquizofrenia, o mais severo de todos os distúrbios, e tracemos o caminho que leva dela à saúde clínica (sem nos determos na psiconeurose, que não nos interessa aqui). Se examinarmos os indivíduos esquizoides, encontraremos neles uma distinção imprecisa da fronteira que separa a realidade interior da exterior, as concepções subjetivas das percepções objetivas. Examinando mais, encontraremos no paciente sentimentos de irrealidade. Os indivíduos esquizoides fundem-se com outras pessoas e coisas com mais facilidade que os indivíduos normais, e têm mais dificuldade de sentirem-se separados como indivíduos. Além disso, constatamos nas pessoas esquizoides certo fracasso em se estabelecer com base na distinção entre corpo e ego. O trabalho de parceria psique-soma é falho e os limites da psique por vezes não correspondem exatamente aos do corpo. Em contrapartida, os processos intelectuais podem correr à solta. Os esquizofrênicos não têm facilidade de entabular relacionamentos nem de mantê-los, quando conseguem firmá-los com objetos externos, isto é, reais no sentido comum do termo. Estabelecem relacionamentos segundo seus próprios termos, e não segundo os termos que orientam os impulsos dos demais indivíduos.

9. OS EFEITOS DA PSICOSE PARENTAL

Os pais dotados dessas características falham, de muitos modos, no cuidado de seus bebês (a não ser quando, conscientes da própria deficiência, entregam-nos aos cuidados de outrem).

A necessidade de afastar uma criança do pai ou da mãe doente

Há outra questão que gostaria de enfatizar: em minha prática profissional, sempre reconheci a existência de um tipo de caso em que é essencial afastar a criança de um dos pais, especialmente se este é psicótico ou severamente neurótico. Poderia dar muitos exemplos ilustrativos; escolhi apenas um, o de uma menina com anorexia severa:

> Essa garota tinha oito anos quando a afastei de sua mãe; assim que isso ocorreu, constatamos que ela era bastante normal. A mãe estava em depressão, que nessa ocasião era uma reação à ausência do marido, convocado para a guerra. Toda vez que a mãe se deprimia, a menina ficava anoréxica. A mãe depois teve um menino que por sua vez desenvolveu o mesmo sintoma, defendendo-se da insana necessidade materna de provar seu valor empanturrando as crianças de comida. Desta feita, foi a menina que trouxe seu irmão para tratamento. Não fui capaz de afastá-lo da mãe nem mesmo por um breve período, e ele não conseguiu se estabelecer como pessoa plenamente independente da mãe.

Não raro temos de aceitar o fato de que a criança está irreversivelmente envolvida pela doença de um dos pais, e que nada podemos fazer a respeito. Temos de reconhecer esses casos para preservar nossa própria sanidade.

Essas características psicóticas nos progenitores, e sobretudo nas mães, afetam de muitos modos o desenvolvimento do bebê e da criança. Devemos lembrar, porém, que *o distúrbio da criança pertence à criança,* embora as falhas ambientais devam ser levadas em alta conta quando se considera a etiologia do problema. A criança pode encontrar meios de crescer sadia apesar dos fatores ambientais e pode sofrer distúrbios – apesar dos bons cuidados. Quando tomamos providências para uma criança receber tratamento longe dos pais psicóticos, podemos manter a expectativa de trabalhar com ela; não raro se constata que a criança é normal quando afastada do genitor doente, como no caso citado.

A mãe "caótica"

As mães são sujeitas a um estado muito perturbador, que pode afetar seriamente a vida das crianças: o estado caótico, que é, na verdade, um estado de caos organizado. Trata-se de uma defesa: cria-se e conserva-se de modo permanente um estado de caos para ocultar uma desintegração subjacente, mais séria, que constitui uma ameaça constante. A convivências com mães que apresentam esse problema é verdadeiramente difícil. Eis um exemplo:

> Uma paciente que completou comigo um longo processo de análise tinha uma mãe desse tipo; é possível que, dentre as mães perturbadas, estas sejam as de mais difícil convivência. O lar parecia bom; o pai era um indivíduo calmo e benevolente,

9. OS EFEITOS DA PSICOSE PARENTAL

e havia muitos filhos. Todas as crianças foram de um modo ou de outro afetadas pelo estado psiquiátrico da mãe, que por sua vez era muito parecido com o da própria mãe desta. Esse caos organizado levava a mãe a despedaçar tudo o tempo todo, introduzindo uma série infinita de distrações na vida das crianças. De vários modos, e sobretudo a partir da época em que as palavras já podiam ser usadas, essa mãe confundira continuamente minha paciente; isso é tudo o que ela fazia. Não era de todo má; às vezes, era muito boa como mãe; mas sempre confundia tudo com as distrações que criava e com ações imprevisíveis e, portanto, traumáticas. Falava com os filhos através de rimas sem sentido, piadas, trocadilhos e meias-verdades, ficção científica e fatos travestidos de imaginação. O efeito disso sobre as crianças foi devastador. Nenhum dos filhos salvou-se do fracasso; o pai nada podia fazer, e mergulhava em seu trabalho.

Pais depressivos

A depressão pode ser uma doença crônica, empobrecendo o afeto que um pai tem disponível para dar aos filhos; e pode também manifestar-se em fases agudas, que aparecem e somem mais ou menos de súbito. A depressão a que me refiro aqui não é de natureza esquizoide, e sim reativa. Quando um bebê está num estágio em que o cuidado materno é fator muito importante, pode ser bastante perturbador ver a mãe preocupada com alguma outra coisa, algo que talvez pertença apenas à vida pessoal dela. Um bebê nessa posição sente-se como que numa queda infinita. O caso seguinte demonstra a operação desse fator num estágio um pouco posterior, tendo a criança dois anos de idade:

> Tony, então com sete anos, chegou a mim com uma obsessão intensa. Estava a ponto de tornar-se um pervertido com habilidades perigosas e já brincara uma vez de estrangular a irmã. A obsessão desapareceu quando sua mãe, seguindo um conselho meu, conversou com ele a respeito do medo que ele tinha de perdê-la. Esse medo resultara de diversas separações anteriores. A pior, e a mais significativa, ocorrera aos dois anos de idade do garoto, por ocasião de uma depressão da mãe.
>
> Uma fase aguda da doença depressiva da mãe obstruíra quase por completo seu contato com o filho; nos anos posteriores, qualquer volta da depressão materna tendia a causar em Tony uma retomada da obsessão pelo cordão. O cordão para ele é um último recurso, pois permite que ele junte objetos que parecem estar separados.[2]

Foi, portanto, uma fase melancólica da depressão crônica de uma excelente mãe, num lar muito bom, que produziu a deprivação que, por sua vez, ocasionou o sintoma manifesto no caso de Tony.

No caso de alguns pais, são as mudanças de humor de caráter maníaco-depressivo que mais afetam as crianças. É impressionante ver como até as crianças mais novas aprendem a avaliar o estado de espírito dos pais. Elas fazem isso ao início de cada dia e às vezes aprendem a ficar de olho no rosto da mãe ou do pai durante quase todo o tempo. Suponho que, ao crescer, sejam daquelas pessoas que olham para o céu ou ouvem a previsão do tempo na BBC.

---

[2] Cf. Donald W. Winnicott, "Cordão: uma técnica de comunicação" [1960], em *Processos de amadurecimento e ambiente facilitador* [1965], trad. Irineo Ortiz. São Paulo: Ubu Editora, 2022, pp. 195-201.

9. OS EFEITOS DA PSICOSE PARENTAL

> Como exemplo descreverei o caso de um garoto de quatro anos, muito sensível, de temperamento bastante semelhante ao do pai. Ele estava no chão de meu consultório brincando com um trenzinho, enquanto eu e sua mãe falávamos a seu respeito. De súbito ele disse, sem olhar para cima: "Dr. Winnicott, você está cansado?". Perguntei o que lhe dera essa ideia, e ele respondeu: "O seu rosto"; assim, tornou-se evidente que ele tinha observado bem meu rosto quando entrou na sala. Eu de fato estava muito cansado, mas esperava tê-lo ocultado. A mãe disse que era uma característica do menino avaliar como as pessoas se sentiam, pois seu pai (um pai excelente, médico de profissão) era um homem que precisava estar num excelente estado de espírito para se deixar ser usado livremente como companheiro de brincadeiras. O pai, de fato, vivia frequentemente cansado e um pouco deprimido.

Assim, fica claro que as crianças conseguem lidar com as mudanças de humor de seus pais observando-os cuidadosamente; o que pode ser traumático é a imprevisibilidade de alguns pais. Parece-me que, uma vez tendo atravessado os primeiros estágios de dependência máxima, as crianças conseguem conviver com quase todo tipo de fator adverso que permaneça constante ou possa ser previsto. Como é natural, as crianças mais inteligentes têm uma vantagem sobre as pouco inteligentes no que toca à capacidade de previsão; mas às vezes constatamos que a capacidade intelectual de crianças muito inteligentes foi exigida além da conta – a inteligência foi prostituída, concentrando-se apenas na complexa tarefa de predição dos humores e tendências paternos e maternos.

Pais doentes no papel de terapeutas

Os distúrbios mentais severos não impedem os pais de procurar ajuda para seus filhos no momento certo:

> Percival, por exemplo, veio a mim num estado de psicose aguda aos onze anos de idade. Seu pai tivera esquizofrenia aos vinte anos, e fora o psiquiatra do pai que me mandara o caso. O pai tinha agora mais de cinquenta anos e já se acostumara a seu distúrbio mental crônico. Foi extremamente solidário quando o filho também adoeceu. A mãe de Percival é ela mesma esquizoide, e tem bem pouco sentido de realidade; não obstante, foi capaz de cuidar do filho ao longo da primeira fase do distúrbio, até que ele estivesse bem o suficiente para ser cuidado fora de casa. Percival levou três anos para recuperar-se de sua doença, que tinha íntima ligação com a de seus pais.

Refiro-me a esse caso porque nele fui capaz de aproveitar o que ambos os pais tinham a oferecer apesar da doença, ou por causa dela, para dar assistência a Percival na fase mais crítica de seu distúrbio. A mãe transformou-se numa excelente enfermeira da mente e deixou a personalidade de Percival fundir-se à sua exatamente na medida em que isso se fazia necessário. Eu sabia, porém, que ela não seria capaz de manter isso por muito tempo, e após seis meses recebi o pedido de socorro que estivera esperando. Imediatamente afastei Percival de sua casa, mas o trabalho mais importante já fora feito. A experiência do pai com a esquizofrenia habilitou-o a tolerar a extrema loucura do garoto, e a condição da mãe fez com que ela participasse intimamente do distúrbio dele até o momento em que ela mesma precisou novamente receber cuidados mentais. O menino, à

9. OS EFEITOS DA PSICOSE PARENTAL

medida que melhorava, teve de ficar sabendo que seus pais tinham seus próprios distúrbios, fato que absorveu aos poucos. Percival está agora em plena puberdade e, graças sobretudo a seus pais tão doentes, está com boa saúde. E que pensar desta outra história, bastante diferente, que me apareceu na clínica hospitalar?

> Este pai de família não tem nenhum distúrbio psiquiátrico, e sim câncer. Apesar disso, os médicos, por milagre, têm conseguido mantê-lo vivo pelos últimos dez anos. Como consequência, sua esposa, que é mãe de muitos filhos, não tira férias há quinze anos, e já perdeu todas as esperanças. Apenas continua existindo, e está totalmente envolvida com o cuidado do marido e a administração da casa, que é escura, apertada e deprimente. Enche-se de culpa quando qualquer coisa errada acontece ou quando mais uma das crianças abandona o lar. Um dos meninos tornou-se alcoólatra na adolescência, mas os outros filhos estão se desenvolvendo bem. A única felicidade na vida da mãe vem de seu emprego, no qual ela trabalha das seis às oito da manhã. Ela finge que trabalha para ganhar dinheiro, mas o faz para mudar de ares, sendo esta a única recreação a que tem acesso. Parece-me que o câncer do pai é uma espécie de bufão que consegue desintegrar a vida de toda a família. Nada pode ser feito; o câncer reina supremo de seu trono, a cabeceira do leito paterno, ostentando um sorriso de onipotência.

Tal estado de coisas é terrível; entretanto, acho que é melhor do que os casos em que um dos pais, embora fisicamente saudável, sofre de um distúrbio psiquiátrico de caráter psicótico.

ESTÁGIOS DE DESENVOLVIMENTO E PSICOSE PARENTAL

Na teoria que subjaz a essas considerações, temos sempre em mente o estágio de desenvolvimento do bebê quando acometido por determinado fator traumático. Ele pode estar numa dependência quase completa, fundido com a mãe; pode ter entrado num estado de dependência comum, no qual aos poucos vai adquirindo sua independência; ou pode já ter-se tornado em certa medida independente. As psicoses parentais devem ser consideradas em relação a tais estágios e podem ser graduadas segundo a seguinte escala:

— Pais muito perturbados. Nesses casos, outros indivíduos assumem o cuidado dos bebês e das crianças.
— Pais menos perturbados. Há períodos em que outros entram em cena.
— Pais saudáveis o suficiente para proteger os filhos da própria patologia e pedir ajuda.
— Pais cuja patologia inclui a criança, de modo que nada pode ser feito por esta sem a violação dos direitos que todo pai tem sobre seus filhos.

Na minha opinião, o Poder Judiciário só deve separar as crianças dos pais naqueles casos em que a crueldade ou a negligência flagrante despertam a consciência da sociedade. Não obstante, sei que há casos que pedem separação. Cada caso exige um exame muito minucioso – em outras palavras, pede um bom estudo de caso.

10

**ADOLESCÊNCIA:
ATRAVESSANDO O MARASMO**
[1961]

Atualmente, é grande em todo o mundo o interesse pela adolescência e pelos problemas do adolescente.[1] Em quase todos os países há grupos de adolescentes que se fazem notar de um modo ou outro. Muitos estudos dessa fase do desenvolvimento estão sendo feitos, e vem surgindo toda uma nova literatura ligada à questão, incluindo romances que tratam da vida de meninos e meninas adolescentes e autobiografias escritas pelos próprios jovens. Podemos supor a existência de uma conexão entre esse desenvolvimento de nossa consciência social e as condições sociais específicas da época em que vivemos.

Todos que exploram esse campo da psicologia são obrigados a reconhecer um fato logo de saída: o menino ou a menina adolescente não quer ser entendido. Os adultos devem manter

---

1 Baseado numa palestra proferida à alta direção do London County Council Children's Department, em fevereiro de 1961; subsequentemente publicada em *The New Era in Home and School*, em outubro de 1962; e, de forma alterada e sob o título de "Struggling through the Doldrums" [Atravessando o marasmo], na *New Society*, 25 abr. 1963.

entre si aquilo que vierem a compreender a respeito da adolescência. Seria absurdo escrever para os adolescentes um livro sobre a adolescência; esta é uma fase que precisa ser efetivamente vivida e é, em essência, uma fase de descoberta pessoal. Cada indivíduo vê-se engajado numa experiência viva, num problema do existir.

A cura da adolescência

A adolescência tem cura, uma cura apenas, a qual sem dúvida não tem interesse algum para o garoto ou a garota que está em plena turbulência. A cura da adolescência vem do passar do tempo e do desenrolar gradual dos processos de amadurecimento; estes de fato conduzem, ao fim, ao surgimento da pessoa adulta. Os processos não podem ser acelerados ou desacelerados, mas podem ser invadidos e destruídos, ou podem definhar internamente, no caso do distúrbio psiquiátrico.

Às vezes precisamos lembrar que, embora a adolescência seja algo que sempre tenhamos conosco, cada adolescente transforma-se, com o passar de alguns anos, num adulto. Os pais têm maior consciência desse fato do que muitos sociólogos. A irritação pública com o fenômeno da adolescência é facilmente evocada pelo jornalismo barato e pelas declarações públicas de indivíduos importantes; a adolescência é tratada como um problema, e ignora-se que cada adolescente está na verdade vivendo um processo ao cabo do qual se tornará um adulto consciente e integrado na sociedade.

10. ADOLESCÊNCIA: ATRAVESSANDO O MARASMO

DEFINIÇÃO TEÓRICA

Há razoável consenso, entre os que se dedicam ao estudo da psicologia dinâmica, quanto a uma definição geral da adolescência em termos do desenvolvimento emocional do indivíduo. O menino ou a menina dessa faixa etária está lidando com as mudanças decorrentes da própria puberdade. Ele ou ela chega ao desenvolvimento da capacidade sexual e às manifestações sexuais secundárias com uma história pessoal, que inclui um padrão próprio na organização de defesas contra vários tipos de ansiedade. Em particular, *e na saúde,* cada indivíduo teve, antes do período de latência, a experiência de um complexo de Édipo plenamente desenvolvido, isto é, viveu as duas principais posições do relacionamento triangular com os dois pais (ou pais substitutos); e, na experiência prévia de cada adolescente, organizaram-se modos de combater a tensão ou aceitar e tolerar os conflitos inerentes a tais condições, essencialmente complexas.

Também derivadas das experiências da infância inicial de cada adolescente, subsistem certas características e tendências pessoais herdadas e adquiridas, fixações a modalidades pré-genitais de experiência instintiva e resíduos da dependência e da falta de piedade infantis; além disso, restam todos os tipos de padrão doentio associado a falhas de amadurecimento em nível edípico ou pré-edípico. Assim, o menino e a menina chegam à puberdade com todos os seus padrões predeterminados pelas experiências da primeiríssima e primeira infâncias; muita coisa permanece inconsciente e muito não é conhecido porque simplesmente ainda não foi experimentado.

Há bastante espaço para variações individuais quanto ao grau e ao tipo de problema que pode resultar de tudo isso, mas a questão geral é a mesma: como essa organização do ego reagirá à nova investida do id? Como se acomodarão as mudanças da puberdade ao padrão de personalidade específico do menino ou da menina em questão? Como poderão esse menino ou essa menina lidar com seu novo poder de destruir ou mesmo de matar – poder este que não complicava os sentimentos de ódio na infância? É como verter vinho novo em odres velhos.

O ambiente

O ambiente desempenha, nesse estágio, papel de imensa importância, a ponto de ser mais adequado, num relato descritivo, supor a existência continuada do interesse do pai, da mãe e das organizações familiares mais amplas pelo adolescente. Várias das dificuldades por que passam os adolescentes, e que muitas vezes requerem a intervenção de um profissional, derivam das más condições ambientais; esse fato apenas serve para enfatizar a vital importância do ambiente e da família para aquela imensa maioria de adolescentes que de fato chega à maturidade adulta, mesmo se, para os pais, o processo todo é pontilhado de dores de cabeça.

Rebeldia e dependência

É característica da faixa etária em questão a rápida alternância entre independência rebelde e dependência regressiva, e mesmo a coexistência dos dois extremos num mesmo momento.

O isolamento do indivíduo

O adolescente é essencialmente um isolado. Todo relacionamento entre indivíduos e, em última instância, toda socialização partem de uma posição de isolamento. Nesse aspecto, o adolescente revive uma fase essencial da infância inicial, pois o bebê é um isolado, ao menos até o momento em que repudia o não eu e constitui-se como indivíduo distinto, capaz de relacionar-se com objetos externos ao self e fora da área de controle onipotente. Pode-se dizer que, antes de o princípio de prazer-dor dar lugar ao princípio de realidade, a criança é isolada pela natureza subjetiva de seu ambiente.

Os grupos de adolescentes jovens são ajuntamentos de indivíduos isolados que procuram formar um agregado por meio da identidade de gostos. São capazes de agrupar-se quando são atacados como grupo, mas essa é uma organização paranoide de reação ao ataque. Cessada a perseguição, o grupo reconstitui-se num agregado de isolados.

Sexo antes do tempo

As experiências sexuais dos adolescentes mais jovens são marcadas por esse fenômeno de isolamento, e também pelo fato de que o menino ou a menina não sabe ainda se será homossexual, heterossexual ou simplesmente narcisista. Para muitos, há um longo período de incerteza quanto a se alguma ânsia sexual vai de fato aparecer. A atividade masturbatória premente nesse estágio pode constituir uma maneira de livrar-se do sexo, e não uma forma de experiência sexual; e as atividades homossexuais ou heterossexuais compulsivas podem servir ao mesmo propósito ou como forma de descarregar tensões, antes de representarem formas de união entre pessoas humanas inteiras. É mais provável que essa união entre pessoas inteiras se manifeste, em primeiro lugar, nos contatos sexuais incompletos ou no comportamento afetuoso com ênfase no sentimento. Eis novamente o padrão pessoal querendo unir-se aos instintos; enquanto isso não ocorre, porém, é necessário que haja algum tipo de alívio para a tensão sexual. Se tivéssemos a oportunidade de conhecer os fatos tal como são, poderíamos esperar constatar uma alta incidência de masturbação compulsiva. (Qualquer investigador que se aventurasse nesse campo faria bem em adotar o seguinte lema: aquele que faz perguntas deve estar preparado para ouvir mentiras.)

Sem dúvida é possível estudar o adolescente em termos da lida do ego com as mudanças do id, e o psicanalista praticante deve estar preparado para enfrentar este tema central – tal como se manifesta na vida do paciente, ou tal como se apresenta no material do paciente trazido ao *setting* analítico, ou na fantasia consciente e inconsciente e nas partes mais profundas da realidade psíquica, pessoal e interior do paciente. Mas não pretendo desenvolver aqui esse tipo de abordagem; meu propósito é tratar da adolescência de outro modo, relacionando a atual urgência dos temas ligados à adolescência a mudanças sociais ocorridas nos últimos cinquenta anos.

A HORA DE ADOLESCER

Não seria sinal da boa saúde de uma sociedade o fato de que seus jovens são capazes de adolescer no tempo certo, isto é, na época em que ocorre o crescimento púbere? Os povos primitivos dis-

10. ADOLESCÊNCIA: ATRAVESSANDO O MARASMO

farçam sob tabus as mudanças da puberdade, ou senão transformam seus adolescentes em adultos no decorrer de poucas semanas ou meses por meio de certos ritos e provas. Em nossa sociedade atual os adultos estão sendo formados por processos naturais: pelas próprias tendências de crescimento, os adolescentes se desenvolvem. É muito provável que isso signifique que os adultos de hoje sejam seres fortes, estáveis e maduros.

É certo que isso não se dá sem um preço a pagar. Os muitos colapsos psicológicos entre os adolescentes demandam nossa tolerância e nossos cuidados; o novo tipo de desenvolvimento exerce igualmente uma tensão sobre a sociedade, pois os adultos que foram privados da adolescência não gostam nada de ver meninos e meninas florescendo à sua volta.

TRÊS MUDANÇAS SOCIAIS

Na minha opinião, três grandes mudanças sociais alteraram todo o clima que envolve os adolescentes na adolescência:

1 *As doenças venéreas* não assustam mais. O espiroqueta e o gonococo já não são (como sem dúvida o eram há cinquenta anos) os agentes enviados por um Deus punitivo. Hoje podem ser combatidos pela penicilina e outros antibióticos.[2]

---

[2] Lembro-me claramente da conversa que tive com uma moça algum tempo depois da Primeira Guerra Mundial. Contou-me que fora só o medo das doenças venéreas que a impedira de entregar-se à prostituição. Causou-lhe horror a ideia, introduzida por mim durante a conversa, de que as doenças venéreas poderiam um dia ser preveníveis ou curáveis. Disse ela que não conseguia imaginar como poderia ter

2   *O desenvolvimento de técnicas contraceptivas* deu ao adolescente a liberdade de explorar. Trata-se de uma forma muito nova de liberdade: a liberdade de investigar a sexualidade e a sensualidade sem nenhum desejo de ter filhos e, mais, cuidando para não ter de trazer ao mundo um bebê indesejado e sem pais. É claro que acidentes acontecem e sempre acontecerão, levando a abortos desastrosos e perigosos e ao nascimento de filhos ilegítimos. Mas sugiro que, ao examinar o problema da adolescência, aceitemos o fato de que o adolescente moderno tem a opção de explorar todo o território da vida sensual sem a agonia mental acarretada pelo medo de uma concepção indesejada. Isso não é verdade de todo, pois a agonia mental associada ao receio de um acidente permanece; mas, no decorrer dos últimos trinta anos, o problema foi alterado por esse novo fator. Percebemos que, agora, a agonia mental provém do sentimento de culpa inato a cada indivíduo. Não quero dizer que todo menino ou menina tenha um sentimento de culpa inato, e sim que, em boas condições de saúde, ele ou ela desenvolvem por meios muito complicados um sentido do que é certo e do que é errado, um sentimento de culpa, ideais e uma ideia do que cada um quer para o futuro.

---

atravessado sua adolescência (da qual ela saíra pouco tempo antes) sem esse medo, que ela usara para manter-se no caminho certo. Ela é hoje mãe de uma grande família, e é o tipo de pessoa a que se costuma chamar normal; mas teve de enfrentar as intempéries da adolescência e o desafio dos próprios instintos. Foi difícil. Mentiu um pouco, roubou outro pouco, mas conseguiu. Sempre apegando-se, porém, à limitação imposta pelas doenças venéreas.

3   *A bomba atômica* talvez esteja produzindo mudanças ainda mais profundas do que as mencionadas até agora. A bomba atômica afeta o relacionamento entre a sociedade adulta e a eterna vaga de novos adolescentes. Hoje, precisamos nos acostumar a viver sob a suposição de que *não haverá mais guerras*. Pode-se argumentar que há possibilidade de que uma guerra estoure a qualquer momento em qualquer lugar do mundo, mas hoje sabemos que a organização do país para a guerra não é mais solução para os problemas sociais. Assim, não há mais justificativa para impor às crianças e aos jovens uma forte disciplina militar e naval, por mais conveniente que isso seja para nós.

Aqui entra o efeito da bomba atômica. Se não há mais sentido em lidarmos com nossos adolescentes preparando-os para lutar por seu Rei e sua Pátria, temos aí ainda outra razão para que a adolescência se transforme para nós num problema a ser resolvido em si mesmo. Agora, temos que "sacar" a adolescência.

O adolescente é prepotente. Na vida da imaginação, a potência de um homem não está só no aspecto ativo e passivo das relações. Inclui também a vitória de um homem sobre outro homem e a admiração da mulher pelo vencedor. Creio que, hoje, tudo isso tenha que estar contido na mística dos barzinhos e nas ocasionais brigas de faca. A adolescência, mais do que em qualquer outra época, está hoje sendo obrigada a se conter; essa realidade contida é em si bastante violenta – um pouco parecida com o inconsciente reprimido do indivíduo, que não parece tão belo quando é exposto ao mundo.

Quando pensamos nas notórias atrocidades da moderna juventude, devemos sempre ponderá-las em relação a todas as mortes que adviriam da guerra que não ocorrerá; em relação a toda a crueldade da guerra que não ocorrerá; e em relação à livre sexualidade que é marca de todas as guerras já ocorridas, e que não mais ocorrerão. Assim, é evidente que a adolescência está presente aqui conosco, e veio para ficar.

Essas três mudanças estão afetando a consciência da sociedade. Isso se manifesta claramente no modo pelo qual a adolescência hoje se apresenta: como algo que não pode mais ser mantido oculto por falsas manobras, como a convocação militar.

A FALSA SOLUÇÃO É INACEITÁVEL

Uma das principais características dos adolescentes é que eles não aceitam falsas soluções. Essa moralidade feroz, baseada em noções de verdadeiro e falso, ocorre também na infância e em doenças do tipo esquizofrênico.

A cura da adolescência vem com o passar do tempo, fato esse que pouco significa para o adolescente. O adolescente busca uma cura imediata, mas ao mesmo tempo rejeita todas as "curas" que encontra, pois detecta em cada uma delas um elemento falso.

Quando o adolescente aprende a tolerar o meio-termo, pode vir a descobrir vários modos de abrandar a inexorabilidade das verdades essenciais. Há, por exemplo, uma solução que consiste na identificação com a figura dos pais; pode haver uma maturidade sexual prematura; um redirecionamento do sexo para proezas físicas no atletismo, ou das funções corporais para as realizações intelectuais. Mas os adolescentes em geral descartam esses meios auxiliares; em vez disso, veem-se obrigados a transpor uma espécie de *zona de marasmo* – fase em que se sentem fúteis e ainda não se encontraram. Nosso papel, em tudo isso, é de espectadores. Mas a ausência total de meios-termos, especialmente no uso de identificações e à absorção de experiências alheias, implica que cada indivíduo tenha de começar seu caminho da estaca zero, ignorando tudo o que já foi trabalhado na história anterior de nossa cultura. Vemos nossos adolescentes começando tudo de novo, como se não houvesse nada que pudessem emprestar de outrem. Vemo-los constituindo grupos com base em semelhanças de importância secundária, e com base em um tipo de ligação que tem a ver sobretudo com o local e a idade. Vemos os jovens buscando um tipo de identificação que não os desaponte em sua luta: *a luta para sentir-se real,* para estabelecer uma identidade pessoal, para viver o que deve ser vivido sem se conformar a um papel preestabelecido. Os adolescentes não sabem o que se tornarão. Não sabem onde estão, e estão a esperar. Tudo está em suspenso; isso acarreta o sentimento de irrealidade e a necessidade de tomar atitudes que lhes pareçam reais, e que de fato o são, na medida em que afetam a sociedade.

Há na adolescência esta coisa muito curiosa e intrigante: *a mistura de rebeldia e dependência.* Aqueles que cuidam de adolescentes não raro ficam perplexos com o fato de que esses meninos e meninas, por vezes tão rebeldes, podem também ser dependentes a ponto de parecerem crianças e mesmo bebês, manifestando padrões de dependência que talvez remontem aos primeiros tempos de vida. Além disso, os pais se veem gastando dinheiro para que seus filhos demonstrem sua rebeldia contra eles próprios. Esse é um bom exemplo do fato de que os teóricos operam num nível muito diferente do nível em que vivem os adolescentes, com todos os problemas urgentes de manejo que seus pais ou tutores aí encontram. O que vale aqui não é a teoria, mas o impacto do adolescente sobre os pais e vice-versa.

NECESSIDADES DO ADOLESCENTE

Assim, torna-se possível relacionar as necessidades manifestadas pelos adolescentes:

— A necessidade de evitar a falsa solução.
— A necessidade de sentir-se real, ou de tolerar a absoluta falta de sentimento.
— A necessidade de ser rebelde num contexto que, confiadamente, acolha também a dependência.
— A necessidade de aguilhoar repetidamente a sociedade de modo que o antagonismo desta venha à tona, e possa ser rebatido por um contra-antagonismo.

A ADOLESCÊNCIA SADIA E OS PADRÕES PATOLÓGICOS

Os padrões que se manifestam no adolescente normal têm relação com os que se manifestam em vários tipos de distúrbio mental. Por exemplo:

— A necessidade de evitar a falsa solução corresponde à incapacidade de o paciente psicótico aceitar o meio-termo; compare-se também com a ambivalência psiconeurótica e com a ilusão e a autoilusão de saúde.
— A necessidade de sentir-se real ou de nada sentir tem relação com a depressão psicótica acompanhada de despersonalização.
— A necessidade de desafiar corresponde à tendência antissocial, tal como se manifesta na delinquência.

10. ADOLESCÊNCIA: ATRAVESSANDO O MARASMO

Disso segue-se que, num grupo de adolescentes, as várias propensões tendem a ser representadas pelos membros mais perturbados do grupo. Por exemplo: um membro do grupo tem uma overdose de drogas, outro não sai da cama devido à depressão, outro vaga à solta com o canivete. Em todos os casos, o agregado de indivíduos isolados se agrupa por trás do indivíduo doente, cujo sintoma extremo tem ação efetiva sobre a sociedade. Ainda assim, as tendências da maioria dos indivíduos envolvidos não têm impulso suficiente para se transformarem em sintomas inconvenientes e que produzam uma reação social.

O marasmo

Repetindo: se esperamos que o adolescente transponha essa fase por meio de um processo natural, devemos esperar também a ocorrência de um fenômeno que poderíamos chamar de *marasmo da adolescência*. A sociedade deve encarar esse fenômeno como um dado permanente e tolerá-lo, reagir ativamente a ele, ir de fato ao seu encontro, *mas não deve curá-lo*. A questão que se coloca é: teria a nossa sociedade saúde suficiente para fazer isso?

O que complica mais o problema é o fato de que há indivíduos perturbados demais (pela psiconeurose, depressão ou esquizofrenia) para atingir o estágio do desenvolvimento emocional a que se chama adolescência, ou eles só são capazes de vivê-lo de maneira muito distorcida. Não incluí neste artigo uma descrição das patologias psiquiátricas severas tal como se manifestam em indivíduos dessa idade; não obstante, há um tipo de distúrbio que não pode ser deixado de lado em qualquer consideração sobre a adolescência: o fenômeno da delinquência.

Adolescência e a tendência antissocial

É revelador estudar a íntima relação entre as dificuldades normais da adolescência e o estado anormal a que se pode chamar tendência antissocial. A diferença entre os dois estados não se manifesta tanto em nível do quadro clínico de cada um, mas reside sobretudo na dinâmica, na etiologia de ambos. Na raiz da tendência antissocial há sempre uma deprivação. Esta pode ser simplesmente o resultado de um estado de retraimento ou de depressão da mãe, ocorrida num momento crítico, ou da dissolução da família. Mesmo uma deprivação menos violenta, ocorrendo num momento de dificuldades, pode acarretar resultados persistentes, por sobrecarregar as defesas disponíveis. Por trás da tendência antissocial há sempre uma fase de saúde seguida de ruptura, depois da qual as coisas nunca mais foram as mesmas. A criança antissocial busca, de um modo ou de outro, com violência ou sem ela, obrigar o mundo a reconhecer sua dívida para com ela; ou tenta fazer com que o mundo reestruture a estrutura rompida. Portanto, na raiz da tendência antissocial jaz essa deprivação. Não se pode dizer, porém, que toda adolescência seja igualmente fundada sobre uma tal deprivação. Mas há certa semelhança entre os dois quadros; esse elemento de deprivação, na adolescência normal, é mais brando e difuso, e não exige demais das defesas existentes. Assim, no grupo com o qual o adolescente se identifica, ou no agregado de indivíduos isolados que constitui um grupo em reação a uma perseguição externa, são os componentes mais perturbados que agem em nome de todo o grupo. Todos os aspectos das turbulências próprias da adolescência – os roubos, as facas, as fugas de casa e invasões e tudo o mais – têm de estar contidos na dinâmica desse grupo, seja quando se reúnem para ouvir jazz, seja nas festas regadas a álcool. *Se nada acontece,* os indivíduos começam a duvidar da realidade do próprio protesto; ainda assim, em sua maioria eles não são perturbados a ponto de efetivamente tomar a atitude antissocial que acerta as contas. Mas a existência no grupo de um, dois ou três indivíduos antissociais que se disponham a tomar uma atitude concreta de provocação à sociedade cria no agregado uma coesão, cria nos outros membros um sentido de realidade, e estrutura temporariamente o grupo. Nenhum dos membros faltará à lealdade e todos darão apoio àquele que agir pelo grupo, embora nenhum deles aprove essa atitude em si mesma.

Creio que o mesmo princípio se aplica ao uso que se faz de outros tipos de distúrbio. A tentativa de suicídio de um dos membros é muito importante para todos os demais. Noutro caso, um dos indivíduos não consegue se levantar; encontra-se paralisado pela depressão e permanece ouvindo músicas tristes; tranca-se no seu quarto e não deixa ninguém se aproximar. Todos os outros sabem que isso está ocorrendo; vez por outra o indivíduo sai da depressão e todos festejam, virando a noite ou permanecendo juntos por dois ou três dias. Esses acontecimentos pertencem a todo o grupo; este encontra-se em constante mudança, à medida que os próprios indivíduos vão trocando de grupos; mas, de algum modo, os membros individuais do grupo fazem uso dos casos extremos para *se sentirem reais,* lutando para transpor esse período de marasmo.

Tudo se resume à questão de *como ser adolescente durante a adolescência.* Trata-se de algo muito difícil que alguns jovens estão tentando fazer. Isso não significa que nós, adultos, devamos dizer: "Veja que coisa bonita, pequenos adolescentes vivendo sua adolescência; devemos aguentar tudo e deixar que quebrem nossas janelas". Não é essa a questão. O fato essencial é que somos desafiados, e encarar o desafio faz parte da vida adulta. Mas devemos encarar o desafio, e não tentar curar uma coisa que é essencialmente sadia.

O maior dos desafios apresentados pelos adolescentes atinge aquela parte de nós que não viveu de verdade a própria adolescência. Essa nossa parte nos faz lamentar que os jovens estejam atravessando sua zona de marasmo, e nos faz *querer encontrar uma solução* para seu problema. Há centenas de soluções falsas. Tudo o que dissermos ou fizermos estará errado. Damos apoio e estamos errados; retiramos o apoio e continuamos errando. Nem ousamos ser "compreensivos". Mas, com o decorrer do tempo, veremos que esse menino e essa menina já transpuseram a zona de marasmo e começaram a ser capazes de se identificar com a sociedade, com os pais e com todos os gêneros de grupos mais amplos sem sentir a ameaça iminente da perda da própria identidade.

11

**FAMÍLIA E
MATURIDADE EMOCIONAL**
[1960]

A psicologia que me diz respeito considera maturidade sinônimo de saúde.[1] A criança de dez anos saudável é madura para sua idade; a de três anos também saudável tem a maturidade de uma criança de três anos; o adolescente sadio é um adolescente maduro, e não um adulto precoce. O adulto sadio é maduro enquanto adulto, o que significa que já transpôs todos os estágios de imaturidade, isto é, todos os estágios maduros anteriores. O adulto maduro tem a seu dispor todos os estados passados de imaturidade e pode fazer uso deles por diversão, por necessidade, nas experiências secretas de autoerotismo ou nos sonhos. Para expor em todas as suas nuances esse conceito de "maturidade relativa", seria necessário recordar aqui toda a história do desenvolvimento emocional; mas suponho que meus leitores tenham algum conhecimento de psicologia dinâmica e da teoria que embasa os trabalhos psicanalíticos.

Definido o conceito de maturidade, passo a tomar como tema o papel desempenhado pela família no estabelecimento

---

1 Palestra à Society for Psychosomatic Research, em novembro de 1960.

da saúde individual. Isso nos suscita a seguinte questão: seria possível ao indivíduo atingir a maturidade emocional fora do contexto familiar?

Dividindo a psicologia dinâmica em duas partes, temos duas vias de abordagem do problema. Em primeiro lugar temos o desenvolvimento da vida instintiva: as funções e fantasias pré-genitais transformando-se numa sexualidade plena (o que ocorre, como se sabe, antes do início do período de latência). Seguindo essa linha de pensamento, a ideia de adolescência surge no momento em que as mudanças da puberdade ascendem ao primeiro plano e as defesas contra a ansiedade organizadas nos primeiros anos de vida reaparecem ou tendem a reaparecer no indivíduo em crescimento. Tudo isso soa muito familiar. Mas, por contraste, gostaria de seguir a outra linha de abordagem, que vê o indivíduo como estando sujeito, no início da vida, a uma dependência quase absoluta, que vai aos poucos diminuindo em grau e tendendo, assim, ao estabelecimento da autonomia.

É possível que essa segunda abordagem seja mais vantajosa que a primeira. Seguindo-a, não precisamos nos preocupar demais com a idade específica de uma criança, adolescente ou adulto. O que nos interessa é o grau de adaptação da provisão ambiental às necessidades do indivíduo em qualquer momento de sua vida. Trata-se, em outras palavras, do mesmo tema que o cuidado materno, o qual muda de acordo com o crescimento do bebê e vem ao encontro tanto da dependência inicial do bebê como de seus movimentos em direção à independência. Essa segunda abordagem talvez seja particularmente adequada ao estudo do desenvolvimento sadio, e nosso objetivo, no presente momento, é estudar a saúde.

O cuidado materno transforma-se num cuidado exercido por ambos os pais, que juntos assumem a responsabilidade por

II. FAMÍLIA E MATURIDADE EMOCIONAL

seu bebê e pela relação entre todos os filhos, bebês e crianças. Além disso, os pais têm a função de receber as "contribuições" oferecidas pelas crianças sadias da família. O cuidado parental evolui para a família e essa palavra começa a ter seu significado ampliado e passa a incluir os avós e primos, e outras pessoas que adquirem o status de parentes decorrente da proximidade ou de um significado especial – os padrinhos, por exemplo.

Quando examinamos esse fenômeno evolutivo que se inicia com o cuidado materno e prolonga-se até o interesse persistente da família pelos filhos adolescentes, não podemos deixar de notar a necessidade humana de ter um círculo cada vez mais largo proporcionando cuidado ao indivíduo, bem como a necessidade que o indivíduo tem de inserir-se num contexto com o qual possa contribuir de tempos em tempos, quando sentir o ímpeto de ser criativo ou generoso. Todos esses círculos, por mais largos e vastos que sejam, identificam-se ao colo, aos braços e à consideração da mãe.

Em meus escritos me refiro inúmeras vezes à delicada adaptação das mães às necessidades sempre mutáveis de seus bebês. Quem, senão a mãe, preocupa-se em conhecer e sentir as necessidades do bebê? Gostaria de ampliar um pouco essa afirmação: creio que a família da criança é a única entidade que possa dar continuidade à tarefa da mãe (e depois também do pai) de atender às necessidades do indivíduo. Tais necessidades incluem tanto a dependência como os esforços do indivíduo de se tornar independente. A tarefa consiste em fazer face às necessidades mutantes do indivíduo em crescimento, não apenas no sentido de satisfazer instintos mas também de estar presente para receber a vontade de contribuir, que é uma característica essencial da vida humana. A tarefa consiste, ademais, em aceitar as irrupções de rebeldia e as recaídas na dependência que se seguem à rebeldia.

Faz-se evidente, de imediato, que as referências à rebeldia e à dependência colocam em questão uma atitude que surge sobretudo na adolescência, e que pode ser bem observada nessa fase. Trata-se, na verdade, de um complexo problema de manejo: como fazer para estar disponível quando o adolescente fica infantil e dependente, e ao mesmo tempo ser capaz de absorver adequadamente a necessidade adolescente de rebelar-se para estabelecer uma independência pessoal? É provável que a família do jovem seja a estrutura mais apta e a mais disposta a suportar esta dupla exigência: a exigência de tolerância ante a rebeldia, mesmo a rebeldia violenta, e a exigência do tempo, do dinheiro e da consideração dos pais pelo filho. Como se sabe, o adolescente que foge de casa não se livra de modo algum de sua necessidade de ter um lar e uma família.

A essa altura, gostaria de fazer uma recapitulação: no decorrer do desenvolvimento emocional, o indivíduo transita da dependência para a independência; e o indivíduo sadio conserva a capacidade de transitar livremente de um estado a outro. Esse processo não é de fácil aquisição. Torna-se mais complexo pelas alternativas de rebeldia e retorno da rebeldia para a dependência. Na rebeldia, o indivíduo rompe o círculo imediato que o envolve e dá segurança. Mas duas coisas são necessárias para que esse rompimento seja vantajoso. O indivíduo precisa inserir-se num círculo mais amplo que esteja pronto a aceitá-lo, o que equivale a dizer que ele necessita de retornar à situação rompida. Na prática, a criança precisa sair do colo da mãe, mas não daí para o espaço sideral; esse afastamento deve dar-se em direção a uma área maior, mas ainda sujeita a controle: algo que simbolize o colo que a criança abandonou. Uma criança um pouco mais velha foge de casa, mas só até a cerca do jardim. A cerca simboliza agora aquele aspecto mais estreito da sustentação que acabou de ser

II. FAMÍLIA E MATURIDADE EMOCIONAL

rompido: a casa, digamos. Mais tarde, a criança elabora tudo isso quando vai à escola e entra em relação com grupos fora do lar. Cada um desses grupos representa uma fuga de casa; mas, ao mesmo tempo, todos simbolizam esse lar que foi deixado para trás e que, na fantasia, foi rompido.

Quando tudo corre bem, a criança continua sendo capaz de voltar para casa apesar da rebeldia inerente ao ir embora. Pode-se descrever esse fenômeno em termos da economia interna da criança, em termos da organização de sua realidade psíquica pessoal. Mas o êxito da descoberta de uma solução pessoal depende em grande medida da existência da família e do manejo dos pais. Vendo as coisas por outro ângulo, é muito difícil para a criança elaborar seus conflitos de lealdade se ela sai e volta sem um manejo satisfatório por parte da família. O manejo compreensivo não é coisa tão rara, pois a norma é a existência da família e de pais que se sentem responsáveis e apreciam essa responsabilidade com que são investidos. Na esmagadora maioria dos casos, o lar e a família existem, permanecem intactos e proporcionam ao indivíduo a oportunidade de desenvolver-se quanto a esse importante aspecto. Um número surpreendentemente alto de pessoas é capaz de olhar para trás e dizer que, quaisquer que tenham sido as falhas e mal-entendidos, sua família *nunca os decepcionou de fato,* assim como sua mãe não os decepcionou no decorrer dos primeiros dias, semanas e meses de vida.

No interior do lar, a criança beneficia-se imensamente da presença de irmãos com quem os problemas possam ser compartilhados. Esse é outro tema bem amplo; o que desejo enfatizar aqui, porém, é o fato de que, quando a família permanece intacta e os irmãos são verdadeiramente irmãos um para o outro, cada indivíduo tem diante de si a melhor das oportunidades de iniciar-se na vida social. Isso ocorre sobretudo porque, no centro de tudo, reside a relação de todos e de cada um com o pai e a mãe e, por mais que isso faça os irmãos odiarem-se uns aos outros, a ação aglutinadora é maior, criando um ambiente seguro onde mesmo o ódio pode ter lugar.

Tudo isso passa despercebido nos casos em que a família está intacta, e vemos crianças nascendo e apresentando sintomas que, embora incômodos e perturbadores, são sinais de um crescimento sadio. É quando a família se rompe, ou ameaça romper-se, que percebemos o quão importante é ter a família intacta. É verdade que a ameaça de colapso da estrutura familiar não determina automaticamente o aparecimento de distúrbios clínicos nas crianças, pois, às vezes, conduz a um crescimento emocional prematuro e ao estabelecimento precoce da independência e do sentido de responsabilidade; mas isso não se identifica a nosso conceito de "maturidade relativa", tampouco identifica-se à saúde, embora possa apresentar certos traços saudáveis.

Deixem-me enunciar um princípio geral. Parece-me importante ter em mente que, enquanto a família permanecer intacta, tudo na vida do indivíduo terá relação, em última instância, com seu pai e sua mãe. A criança pode ter-se afastado dos pais na vida e na fantasia consciente, o que pode ter vindo como um alívio para ela. Não obstante, o inconsciente sempre retém o caminho de volta aos pais. Na fantasia inconsciente da criança, toda demanda remete-se fundamentalmente ao pai e à mãe. A criança aos poucos passa a exigir cada vez menos dos pais reais, mas isso se passa em nível da fantasia consciente. O que acontece é um deslocamento da demanda, que vai sendo retirada da figura externa dos pais. Esse fato constitui como que um cimento da família, pois as figuras reais da mãe e do pai permanecem vivas na realidade psíquica e interior de cada um de seus membros.

II. FAMÍLIA E MATURIDADE EMOCIONAL

Há assim duas tendências. A primeira é a tendência de o indivíduo afastar-se da mãe e do pai, afastar-se da família, adquirindo a cada passo maior liberdade de ideias e de funcionamento. A outra tendência, que atua no sentido oposto, é a necessidade de conservar ou retomar o relacionamento com o pai e a mãe reais. É esta segunda tendência que permite que a primeira constitua uma etapa do crescimento e não uma desarticulação da personalidade do indivíduo. O problema não se resume a reconhecer intelectualmente que os círculos ampliados de relacionamento retêm de forma simbólica a ideia do pai e da mãe. Refiro-me, antes, à capacidade individual de realmente voltar aos pais e sobretudo à mãe; voltar, enfim, ao centro ou ao início, quando assim lhe convier – num sonho, num poema, num chiste. Devemos ter em mente que os pais e a mãe são a origem de todos os deslocamentos, e isso deve se manter. Trata-se de algo que dá lugar a várias aplicações: pode-se pensar, por exemplo, no emigrante que constrói a vida na Austrália e retorna a Londres para certificar-se de que o Piccadilly Circus continua igual. Por essa imagem desejo demonstrar que, se levarmos em conta a fantasia inconsciente (o que não podemos deixar de fazer), chegaremos à conclusão de que a exploração constante da criança, por áreas cada vez mais extensas, e sua constante busca por grupos fora da família, e sua destruição rebelde de todas as formas rígidas – todas são idênticas a sua necessidade de conservar o relacionamento primário com os pais de fato.

Em qualquer de seus estágios, o desenvolvimento sadio do indivíduo baseia-se numa progressão regular, isto é, numa série bem graduada de ações rebeldes e iconoclastas, cada uma das quais é compatível com a conservação de um vínculo inconsciente com as figuras ou a figura central – os pais ou somente a mãe. Poderíamos constatar, pela observação das famílias, o imenso cuidado tomado pelos pais a fim de organizar o curso natural dessas séries para não romper a sequência gradual que determina o crescimento do indivíduo.

O desenvolvimento sexual – tanto no estabelecimento da vida sexual pessoal como na procura de um companheiro – é um caso especial desse processo. Espera-se do casamento que seja a um só tempo a ruptura em relação aos pais de fato e à família, e o prolongamento da ideia orientadora da formação familiar.

Na prática, a violência desses acontecimentos costuma ser mascarada pelo processo de identificação – sobretudo a identificação do menino com o pai e da menina com a mãe. A identificação não representa, porém, uma solução satisfatória para a vida, a não ser que o menino ou a menina tenham chegado a realizar o sonho de uma deposição violenta. No que toca a essa contínua ruptura que caracteriza o processo de crescimento dos indivíduos, o complexo de Édipo apresenta-se como um alívio: nessa situação triangular, o menino pode conservar o amor pela mãe tendo à frente a figura do pai, e do mesmo modo a menina, com a mãe à frente, pode conservar seu desejo pelo pai. Havendo apenas a criança e a mãe, àquela restam só duas alternativas: ser engolida ou afastar-se violentamente.

Quanto mais examinamos essas questões, mais percebemos quão difícil seria para qualquer grupo que não a família do próprio indivíduo tomar todas as providências para o processo se desenrolar sem problemas.

É desnecessário dizer que a relação oposta não é de modo algum uma norma: assim, por mais que uma família faça tudo do melhor por um de seus filhos, isso não é garantia de que a criança vai se desenvolver até atingir a plena maturidade. A economia interna de cada indivíduo pode apresentar vários riscos, e a meta principal da psicoterapia individual é resolver

II. FAMÍLIA E MATURIDADE EMOCIONAL

essas tensões internas. Aprofundar-me nessas considerações equivaleria a seguir a outra via de abordagem ao estudo do crescimento individual que indiquei no início deste capítulo.

Ao considerarmos o papel da família, convém lembrar as contribuições dadas ao tema pela psicologia social e pela antropologia. No campo da psicologia social, podemos mencionar o recente estudo *Family and Kinship in East London* [Família e parentesco no leste londrino], de Peter Willmott e Michael Young.[2] No que toca à antropologia, tem-se aprofundado o estudo dos modos pelos quais os vários aspectos da família modificam-se segundo a época e o lugar; sabe-se que, às vezes, são tios e tias que educam a criança, e a paternidade de fato pode deixar completamente o campo da consciência; mas, mesmo em tais casos, há sempre evidência de um conhecimento inconsciente da verdadeira parentalidade.

Voltando agora à ideia de maturidade como saúde: há muitos indivíduos que pulam uma ou duas etapas, atingem a maturidade antes da idade esperada e estabelecem-se como indivíduos numa época em que deveriam estar mais dependentes. Ao estudarmos a maturidade ou imaturidade de indivíduos que cresceram afastados da família, é necessário que tenhamos isso em mente. O modo como tais indivíduos se desenvolvem pode levar-nos, num primeiro momento, a fazer o seguinte comentário: como essa pessoa é bem-estabelecida e independente! Como deve ser bom ter de traçar o próprio caminho cedo na vida! Mas não considero essa afirmação um veredito final, pois sinto não ser conveniente, com vistas à maturidade, que os indivíduos amadureçam muito cedo

---

2 Michael D. Young e Peter Willmott, *Family and Kinship in East London*. London: Routledge & Kegan Paul, 1957.

ou estabeleçam-se como indivíduos numa idade em que deveriam ser ainda relativamente dependentes.

Olhando agora para trás e reconsiderando a questão que de início levantei, chego à seguinte conclusão: se partirmos da ideia de saúde como maturidade relativa, depreenderemos que o indivíduo só pode atingir sua maturidade emocional num contexto em que a família proporcione um caminho de transição entre o cuidado dos pais (ou da mãe) e a provisão social. E devemos ter em mente que a provisão social é em muitos aspectos uma extensão da família. Se examinarmos os cuidados que costumam ser providos às crianças menores e maiores e estudarmos as instituições políticas da vida adulta, constataremos semelhanças com o contexto do lar e a família. Constatamos, por exemplo, que se provê às crianças que fogem de casa a oportunidade de viver com outra família, da qual novamente poderão fugir se e quando necessário. O lar e a família ainda são os modelos que inspiram todo tipo de instituição de assistência social que tenha alguma chance de funcionar bem.

Assim, a família contribui de dois modos (segundo a linguagem que escolhi usar neste capítulo) para a maturidade emocional do indivíduo: de um lado dá-lhe a oportunidade de voltar a ser dependente a qualquer momento; de outro, permite-lhe trocar os pais pela família mais ampla, sair desta em direção ao círculo social imediato e abandonar essa unidade social por outras ainda maiores. Esses círculos cada vez mais amplos, que a certa altura tornam-se os agrupamentos políticos ou religiosos ou culturais da sociedade, e talvez o próprio nacionalismo,[3] são o pro-

---

3   Por mais que ansiemos por um agrupamento de caráter internacional, o nacionalismo deve ser necessariamente considerado como um estágio do desenvolvimento.

II. FAMÍLIA E MATURIDADE EMOCIONAL

duto final de um processo que se inicia com o cuidado materno e se prolonga na família. A família parece ser a estrutura especialmente programada para dar continuidade à dependência inconsciente da criança em relação ao pai e à mãe de fato, e essa dependência inclui a necessidade da criança de escapar em rebeldia.

Esse raciocínio equaciona maturidade adulta a saúde psiquiátrica. Pode-se dizer que o adulto maduro é capaz de identificar-se a agrupamentos ou instituições sociais sem perder o sentido de sua continuidade existencial pessoal e sem sacrificar em demasia seus impulsos espontâneos, que estão na raiz da criatividade. Se examinássemos o campo abarcado pelo termo "agrupamentos sociais", o maior agrupamento corresponderia ao de significado mais amplo, isto é, ao mais abrangente segmento da sociedade com que o indivíduo é capaz de se identificar. É muito importante que, a cada arroubo de iconoclastia, o indivíduo possa redescobrir nas formas rompidas a provisão materna e parental e a estabilidade familiar originais que embasavam sua dependência em épocas anteriores. É função da família constituir o terreno sobre o qual se desenvolve na prática esse dado essencial do crescimento pessoal.

Convergem aqui dois ditados aparentemente opostos:

1   As coisas não são mais o que eram!
2   *Plus ça change, plus c'est la même chose.*[4]

Os adultos amadurecidos, ao destruir e recriar o que é velho, antigo e ortodoxo, infundem-lhe nova vitalidade. Nesse processo os pais ascendem um degrau, depois descem um degrau e tornam-se avós.

---

4   Quanto mais as coisas mudam, mais continuam iguais. [N.R.T.]

PARTE II

12

DESCRIÇÃO TEÓRICA DO CAMPO DA PSIQUIATRIA INFANTIL

[1958]

O CAMPO PROFISSIONAL

Só agora começa a ficar claro que a área da pediatria vinculada à psicologia é tão extensa quanto a área que lida com os tecidos e o efeito das doenças físicas sobre o corpo e as funções corporais.[1] A pediatria baseia-se num conhecimento a priori do crescimento orgânico e dos distúrbios que afetam o crescimento e o funcionamento corporais. A psiquiatria baseia-se numa compreensão do crescimento emocional do bebê, da criança, do adolescente e do adulto normais, e das mutações na relação entre o indivíduo e a realidade externa.

Precisamos considerar aqui o lugar que cabe à psicologia acadêmica, a qual paira na linha divisória entre o crescimento físico e o crescimento emocional. O psicólogo acadêmico estuda manifestações que, embora psicológicas, pertencem na verdade ao crescimento físico. Como exemplo poderíamos tomar as habilidades que se desenvolvem em conjunto com o cresci-

---

1 Parte do capítulo 14 de *Modern Trends in Paediatrics 2*, org. A. Holzel & J. P. M. Tizard. London: Butterworth, 1958.

12. DESCRIÇÃO TEÓRICA DO CAMPO DA PSIQUIATRIA INFANTIL

mento cerebral e o desenvolvimento da coordenação, e as habilidades que não se desenvolvem devido a lesões cerebrais. A título de ilustração, poderíamos dizer: o psicólogo acadêmico interessa-se pela idade em que uma criança pode começar a andar; já a psicologia dinâmica teria de levar em conta o fato de que uma criança pode ser levada por ansiedade a andar mais cedo do que seria natural, ou pode se atrasar por fatores emocionais. Raro seria o caso em que a data dos primeiros passos de uma criança fosse uma indicação exata do estado do desenvolvimento de sua capacidade fisiológica e anatômica para andar.

A questão dos testes de inteligência também ilustra a preocupação dos psicólogos acadêmicos com relação às capacidades infantis derivadas da qualidade de funcionamento orgânico do cérebro. O psicólogo acadêmico interessa-se pelos métodos que eliminam os fatores emocionais que podem distorcer o resultado "puro" de um teste. O clínico que se vale dos resultados de um teste de inteligência deve reabastecer seus números com a psicologia dinâmica que foi deliberadamente excisada. A entrevista psiquiátrica é essencialmente diferente da sessão de teste, e as duas não podem de modo algum se misturar. É difícil encontrar um indivíduo que se sinta à vontade desempenhando ambos os papéis – o de psicólogo, aplicando um teste, e o de psiquiatra.

Na verdade, o psiquiatra aproveita-se exatamente daquilo que o psicólogo procura eliminar: a complexidade emocional. O objetivo do psiquiatra não é propor um teste, mas envolver-se no padrão da vida emocional do paciente, sentir a realidade de um tal envolvimento, e chegar a conhecer o paciente, mais do que conhecer algo sobre o paciente.

O assistente social assume, quanto a esses assuntos, uma posição idêntica à do psiquiatra.

À primeira vista, a psicologia acadêmica parece ser mais científica que a psicologia dinâmica. Tanto no campo da medicina clínica como no da psiquiatria há profissionais cujo melhor rendimento se dá no laboratório. Mas não se pode discutir o fato de que os seres humanos são feitos de sentimentos e padrões de sentimento; o conhecimento da forma da mente não se identifica ao conhecimento da psique de uma pessoa. Os problemas clínicos de que trata a psiquiatria infantil envolvem em larga medida a psique, a personalidade, a pessoa e a vida sensível interna e externa.[2]

O médico como conselheiro

Não raro, o médico se vê ocupando uma falsa posição: sendo uma autoridade em medicina orgânica, espera-se dele que o seja também na psicologia. Pode ser que ele reconheça a existência de um distúrbio emocional, e por isso transfira o caso a um colega psiquiatra. Mas quando o que está em jogo é um conhecimento efetivo do desenvolvimento emocional normal, o mais provável é que ele se veja em águas mais profundas que aquelas em que está acostumado a nadar. O médico não foi ensinado a aconselhar os pais com relação à criação de um filho normal. Ele pode, sem dúvida, fazer uso de sua própria experiência como pai; mas a psicologia não é algo que se possa aprender pela observação dos próprios bebês e de si mesmo.

O estudo do desenvolvimento emocional do bebê, dos cuidados parentais e do cuidado de crianças em geral é, na ver-

---

[2] Dito isso, devemos insistir no fato de que o autor não está subestimando o papel que pode ser desempenhado pela psicologia acadêmica.

12. DESCRIÇÃO TEÓRICA DO CAMPO DA PSIQUIATRIA INFANTIL

dade, uma disciplina científica das mais complexas, que exige muito de seus estudantes. Não é uma questão de "se dar bem com crianças"; trata-se de algo totalmente diferente. Pode-se mesmo acrescentar que, se os pais lograram êxito no papel de pais, o mais provável é que não tenham consciência de quais foram os elementos em sua ação que determinaram seu sucesso. Não estaríamos muito longe da verdade se afirmássemos que os pais que falharam estão mais qualificados para dar conselhos sobre cuidar de crianças do que os pais bem-sucedidos, uma vez que sua própria falha os pode ter levado a examinar o tema da de maneira mais objetiva.

É obvio que o pediatra com experiência no aspecto orgânico do cuidado das crianças não pode resolver de súbito dedicar-se à psiquiatria infantil. São necessários certo esforço, o desdobramento de uma nova ciência e o desenvolvimento de uma nova habilidade que não estão incluídas no currículo dos cursos de medicina. Se isso vale para o pediatra, vale também para o professor e para o assistente social.

Dicotomia psicossomática

Em nenhuma atividade fica tão clara a necessidade de um entendimento desses assuntos quanto no tratamento de distúrbios psicossomáticos. Na prática, é muito difícil encontrar um pediatra de orientação organicista que coopere de boa vontade e em igualdade de condições com um psicoterapeuta de orientação psicanalítica, de modo que cada um conheça o trabalho e tenha confiança na integridade do outro. Na prática, a criança é dilacerada não só internamente, entre os fatores que tendem à manifestação orgânica e aqueles que tendem à manifestação psicológica, mas também externamente, pelo cabo de guerra travado entre os profissionais. A criança que sofre de um distúrbio psicossomático costuma dispor de duas possibilidades de internação: num hospital, onde cairá sob a responsabilidade de um pediatra de orientação organicista; ou numa instituição tal como um hospital para doentes mentais ou um abrigo especializado no manejo de crianças-problema, onde não haverá um pediatra que acompanhe os acontecimentos.

Existem clínicas ambulatoriais que podem atender uma criança por um longo período de tempo sem que seja necessário qualificá-la como um caso de distúrbio orgânico ou psiquiátrico. São essas as únicas instituições que possibilitam a prática desimpedida da medicina psicossomática.

PEDIATRIA E PSIQUIATRIA INFANTIL

O desenvolvimento da relação entre a pediatria e a psiquiatria infantil pode ser apresentado da seguinte forma. O pediatra, esperando ocupar-se apenas do estudo das doenças do corpo, prepara-se por meio de um estudo das ciências físicas. A pediatria atrai aqueles que têm interesse por esse ramo das ciências. Da pediatria pode, às vezes, surgir um estudo do corpo sadio. A contribuição específica da pediatria relaciona-se com a questão do crescimento. Aos poucos os estudos físicos dão ao pediatra uma compreensão das necessidades corporais do bebê num estágio de plena dependência física.

Há na pediatria uma tendência de fazer mais uso do laboratório do que da clínica. A enfermaria quase chega a transformar-se num laboratório. A clínica ambulatorial tende a equiparar-se às condições da enfermaria.

12. DESCRIÇÃO TEÓRICA DO CAMPO DA PSIQUIATRIA INFANTIL

Mas o estudo da criança sadia cada vez mais leva o pediatra a se envolver na busca de condições de estudo que se aproximem mais das condições naturais da criança, distanciando-se dos procedimentos controlados do laboratório. O clínico não pode trabalhar sem um entendimento natural e uma simpatia pela criança como pessoa, e ele necessariamente tende a envolver-se com o uso que a criança faz do ambiente durante o crescimento e com todos os problemas que envolvem a criação. Assim, o pediatra clínico dá uma guinada em direção à psiquiatria e vê-se na posição de dar conselhos relativos ao cuidado das crianças, muito embora não esteja especificamente preparado para desempenhar tal papel.

Ao fim da Segunda Guerra Mundial, a pediatria na Grã-Bretanha encontrava-se francamente orientada em direção ao aspecto físico, tendo obtido nesse domínio muitas conquistas notáveis. Como resultado disso, a incidência de doenças físicas já vinha caindo, e esperava-se que caísse ainda mais à medida que os serviços de pediatria se espalhassem por todo o país.

À mesma época, muito trabalho já fora realizado também no tocante ao estudo do desenvolvimento emocional de bebês e crianças de diversas idades, bem como no campo da psicopatologia; além disso, a formação de psicanalistas e analistas infantis se organizara. Freud, anos antes, demonstrara que, no tratamento de distúrbios neuróticos no adulto, o analista lida constantemente com a criança ou o bebê presentes no interior do paciente; assim, ficava implicitamente clara a possibilidade de realizar-se um trabalho preventivo diretamente com os bebês, no campo do cuidado infantil. Provou-se depois ser também possível tratar psiquiatricamente as crianças enquanto elas ainda se encontram num estado de dependência. Há hoje uma tendência cada vez maior de a pediatria referir-se tanto ao aspecto *físico* como ao aspecto *emocional* do desenvolvimento, que se desenrolam em simultaneidade com o desenvolvimento da personalidade humana e com a relação entre a criança e a família e o ambiente social.

PSICANÁLISE E A CRIANÇA

Houve uma evolução também na orientação do psicanalista em relação à criança. Essa evolução talvez possa ser descrita nos seguintes termos. O psicanalista praticante trata todos os tipos de pacientes adultos: os que passam por *normais,* os *neuróticos,* os *antissociais* e os no limite da *psicose*. Em todos os casos, ao mesmo tempo que se preocupa com os problemas atuais dos pacientes, percebe que seu principal trabalho aproxima-o cada vez mais de um estudo da infância do paciente, e mesmo da infância inicial. O próximo passo em sua experiência é começar a tratar adolescentes, crianças maiores e menores, envolvendo-se cada vez mais com a vida emocional da criança de fato, por oposição à criança no interior do adulto. O profissional faz análise com crianças, toma parte no manejo de casos de psiquiatria infantil e discute com pais os problemas do cuidado dos bebês. Ao fazer psicoterapia, o psicanalista está em ótima posição para estudar a criança inteira. Assim, os distúrbios de saúde física provenientes das perturbações emocionais passam a inserir-se naturalmente em seu campo de ação, assim como os problemas emocionais que surgem na esteira de enfermidades físicas. Para lidar com a doença física, porém, ele se vale de todo o conhecimento acumulado nos últimos cem anos pelos pediatras de orientação organicista.

12. DESCRIÇÃO TEÓRICA DO CAMPO DA PSIQUIATRIA INFANTIL

    O psicanalista precisa ter em mente que a saúde física, quando existe, devemos em grande parte ao aspecto preventivo da pediatria física, e também à obstetrícia, que reduziu bastante a mortalidade infantil nas últimas décadas e tornou o nascimento um processo relativamente seguro.
    Mas a quem cabe cuidar da criança inteira?

O PACIENTE INFANTIL: ASPECTOS DO PROBLEMA PSIQUIÁTRICO ESTUDADOS EM SEQUÊNCIA

Consideremos agora o problema que se apresenta a todo profissional que se envolve com uma criança no contexto terapêutico. Existem três conjuntos de fenômenos, todos ligados entre si, mas que não obstante podem ser distinguidos para propósitos descritivos. (Nesta descrição, a saúde física é um dado.)

Dificuldades normais da vida

A normalidade, ou saúde, está ligada à maturidade, e não à inexistência de sintomas. A criança normal de quatro anos, por exemplo, experimenta uma ansiedade muito severa devido à simples existência de conflitos nas relações humanas que derivam diretamente da vida e do viver e da administração dos instintos. É paradoxal que em certas idades – por exemplo, aos quatro anos – uma criança normal possa manifestar toda uma gama de sintomas (franca ansiedade, acessos de raiva, fobias, compulsões obsessivas, distúrbios em funções físicas, dramatização, conflitos na esfera emocional etc.), enquanto, por outro lado, uma criança praticamente livre de todos esses sintomas possa estar severamente perturbada. O psiquiatra experiente consegue enxergar através dessa cortina de fumaça, mas o observador sem prática (entre os quais poderíamos incluir os pediatras de orientação organicista) pode considerar a criança doente como mais normal.

Neuroses (ou psicoses) de infância manifestas

Em todas as idades, da mais tenra infância ao estado adulto, a pessoa pode ser acometida de patologias psiquiátricas. As organizações defensivas contra ansiedades intoleráveis produzem sintomas que podem ser reconhecidos, diagnosticados e muitas vezes tratados. Em alguns casos, o ambiente circundante é normal; em outros, um fator externo pode ter importância etiológica.

Neuroses ou psicoses latentes

O psiquiatra aprende também a enxergar na criança as doenças potenciais, que poderão manifestar-se mais tarde sob tensão – tensão de um trauma, da adolescência, da vida adulta e da independência. Essa terceira tarefa do psiquiatra infantil é muito difícil, mas não impossível. Como exemplo, podemos tomar o fenômeno relativamente comum que consiste na organização de um falso self. O falso self pode adequar-se muito bem ao padrão familiar, ou talvez a uma perturbação da mãe, e pode ser facilmente tomado como sinal de saúde. Não obstante, implica uma instabilidade e uma propensão ao colapso.

Esses três aspectos dos distúrbios psiquiátricos da criança, embora sejam inter-relacionados, aparecem como distintos em

12. DESCRIÇÃO TEÓRICA DO CAMPO DA PSIQUIATRIA INFANTIL

qualquer formulação teórica do desenvolvimento emocional do ser humano.

SAÚDE COMO MATURIDADE EMOCIONAL

O psiquiatra ocupa-se do desenvolvimento emocional do indivíduo. Sob o ponto de vista da psiquiatria, a falta de saúde e a imaturidade são termos quase sinônimos. O tratamento, visto sob o mesmo ângulo, objetiva o estabelecimento da maturidade, ainda que numa época posterior à normal. O ensino da psiquiatria infantil, portanto, baseia-se num estudo do desenvolvimento infantil. A psicologia acadêmica é um importante complemento ao estudo geral do desenvolvimento emocional. O desenvolvimento emocional tem início numa época bastante recuada (por volta da data de nascimento) e prolonga-se até a fase de maturidade adulta. O adulto maduro é capaz de identificar-se com seu ambiente e tomar parte no estabelecimento, na manutenção e na alteração desse ambiente sem sacrificar seriamente seus impulsos pessoais.

O que precede a maturidade adulta? A resposta a essa questão abarca todo o campo da psiquiatria infantil. Tentarei, nas linhas seguintes, definir brevemente a psicologia da criança por meio desse método, começando pelo fim e traçando o caminho de volta à mais tenra infância.

Maturidade adulta

A cidadania mundial representa uma realização extremamente rara no desenvolvimento do indivíduo, e é bem pouco compatível com a saúde pessoal ou com a ausência de depressão. Com exceção de alguns exemplos isolados, os adultos maduros gozam de saúde como membros de um subgrupo do grupo total; quanto mais limitado o tamanho do grupo, menos apropriado é o epíteto de maturidade. Assim, temos aqueles que gozam de saúde, mas no interior de um grupo limitado; e aqueles que, lançando-se em direção ao grupo maior, perdem a saúde.

Adolescência

A adolescência, como muitas outras coisas, é caracterizada pelas expectativas da sociedade em relação ao adolescente – de quem não se espera que já tenha atingido um grau pleno de socialização. Na verdade, damos aos adolescentes a oportunidade de se inserirem em grupos autolimitados; esperamos que o adolescente saiba fazer uso das graduações de extensão e amplitude do grupo a que devota sua lealdade. O adolescente manifesta uma mescla de independência rebelde e dependência. Os dois estados se alternam, ou mesmo coexistem. Desse modo, a adolescência propõe um paradoxo. Nota-se que cada um desses extremos toma como dado o controle por parte dos adultos; assim, os grupos de adolescentes devem, de algum modo, e em certa medida, ser providos de retaguarda dos adultos.

Latência

A criança, à idade de cinco ou seis anos, ingressa num período denominado pela psicologia período de latência, no qual ocorre uma modificação da pulsão biológica que subjaz à vida instintiva. É esse o período mais receptivo à atividade do professor, uma vez que, em boa saúde, a criança encontra-se por certo tempo relativamente livre do *crescimento* emocional e da *mudança* instintiva.

O período de latência apresenta certas características: a tendência dos meninos à adoração de heróis e à associação com outros meninos com base em algum tipo de busca; as amizades pessoais existem, porém, e podem sobrepor-se às sempre mutáveis afinidades grupais. As meninas apresentam características semelhantes, especialmente quando elas têm (e de fato podem ter nesse estágio) certos interesses de menino. Como meninas, elas têm alguma capacidade de desfrutar ser como a mãe, em casa, no trato com outras crianças e nos mistérios das compras.

Primeira maturidade

Tendo boa saúde, a criança terá atingido antes do período de latência a plena capacidade de viver o sonho ou o jogo adulto, com os instintos apropriados e as ansiedades e conflitos resultantes. Essa capacidade só pode ser adquirida num contexto familiar relativamente estável. Nesse período, que vai *grosso modo* dos dois aos cinco anos de idade, vive-se uma quantidade imensa de vida. Trata-se de um período curto pelos padrões adultos, mas duvido que o restante da vida chegue a ser tão longo quanto esses três anos, no decorrer dos quais a criança torna-se uma pessoa inteira vivendo em meio a outras pessoas inteiras – amando e odiando, sonhando e brincando.

    Espera-se que, nesse período, a criança possa vir a manifestar todo tipo de sintoma, isto é, características que, quando persistem ou aparecem de forma exagerada, devem ser chamadas de sintomas. A chave desse período no qual a neurose lança suas bases é a ansiedade, ou seja, uma experiência muito severa, comparável à dos pesadelos. A ansiedade vincula-se ao conflito (em grande parte inconsciente) entre amor e ódio. Os sintomas podem ser extravasamentos da ansiedade ou princípios de organizações visando defender contra ansiedades intoleráveis. A neurose é nada mais e nada menos que uma rigidez na organização de defesas contra a ansiedade originária da vida instintiva da criança dessa idade. Isso vale para qualquer neurose, seja qual for a idade em que ela se manifeste.

Esse período tem uma psicologia muito complexa, bastante compreendida hoje em dia; essa compreensão só se tornou possível quando Freud lançou as bases da investigação científica da vida infantil, atividade que ele realizou sobretudo tratando de pessoas adultas. A insistência de Freud na sexualidade infantil – isto é, na vida instintiva que é capital para a criança dessa idade – acarretou certa impopularidade para a psicanálise, embora possamos dizer que, hoje, os grandes princípios enunciados por Freud sejam aceitos. A dificuldade agora reside no entendimento das forças tremendas que se põem em ação e subjazem tanto à sintomatologia desse período como à saúde emocional, a qual pode ser atingida quando a criança já está com cerca de cinco anos e entrando no período de latência.

Primeira infância

Antes desse estágio a que acabo de me referir, no qual a criança envolve-se essencialmente em relacionamentos triangulares, há um estágio em que a criança se encontra envolvida apenas com a mãe, tendo essa relação, porém, o caráter de encontro

12. DESCRIÇÃO TEÓRICA DO CAMPO DA PSIQUIATRIA INFANTIL

entre dois seres humanos inteiros. A separação entre esse estágio e aquele em que a criança se envolve em relacionamentos triangulares é um tanto artificial; a primeira infância, porém, é um estágio importante, e suas ansiedades são de natureza diferente, tendo a ver com a ambivalência, isto é, o direcionamento de amor e ódio ao mesmo objeto. A condição psiquiátrica relativa a esse estágio manifesta-se mais como distúrbio afetivo, depressão e paranoia e menos como neurose.

Primeiríssima infância

Ainda antes disso, o bebê encontra-se num estado de alta dependência e engaja-se em certas tarefas preliminares essenciais, como a integração unitária da personalidade, a conformação da psique ao corpo e o estabelecimento dos primeiros contatos com a realidade externa. O estado de dependência do bebê é tal que essas primeiras tarefas não podem ser realizadas na ausência de uma maternagem suficientemente boa. As patologias derivadas desse primeiríssimo estágio assumem a natureza da psicose, isto é, dos distúrbios agrupados sob a denominação geral de esquizofrenia.

Esse é o campo em que atualmente se concentram as pesquisas. Muita coisa ainda é incerta e está em discussão, mas pode-se já afirmar que é nesse estágio inicial que se lançam as bases da saúde mental; o bebê é altamente dependente da capacidade de sua mãe ou mãe substituta de adaptar-se às necessidades do bebê, e ela, por sua vez, só consegue fazê-lo por meio de uma identificação com o bebê que deriva diretamente de sua atitude de dedicação.

CONCLUSÃO

Traçando o caminho de volta à psicologia da criança, passamos da habilidade demonstrada pelo indivíduo de tomar parte na criação, manutenção e modificação de seu ambiente ao estado de dependência absoluta, que constitui o início. No decorrer do progresso desse último estado para o primeiro, a criança passa por um processo muito complexo de desenvolvimento pessoal, o qual, apesar de sua complexidade, pode ser hoje delineado e, até certo ponto, detalhadamente descrito.

O campo da psiquiatria infantil cobre o estado da criança inteira, bem como seu passado e seu potencial de saúde mental e riqueza de personalidade adulta. O psiquiatra infantil tem em mente o fato de que o desenvolvimento emocional da criança contém o potencial da sociedade para o bom funcionamento familiar e para a instituição e manutenção de agrupamentos sociais.

13

ACONSELHANDO OS PAIS
[1957]

O título deste capítulo talvez seja um pouco enganoso.[1] Ao longo de toda a minha vida profissional, sempre evitei dar conselhos; se obtiver sucesso em meu intento aqui, os profissionais que lerem este artigo não se sentirão mais preparados para aconselhar os pais, mas, ao contrário, estarão talvez menos inclinados a fazê-lo.

Entretanto, essa atitude não deve ser levada a extremos. Se um médico ouve a pergunta: "Que devo fazer com meu filho, em quem foi diagnosticada uma febre reumática?", ele deve aconselhar os pais a colocarem o menino na cama e a mantê-lo lá até que passe o perigo de o coração ser afetado. Ou, se uma enfermeira descobrir piolhos numa criança, ela deve dar instruções para eliminar o problema. Em outras palavras: em casos de doença física, médicos e enfermeiras geralmente conhecem a solução devido à formação que tiveram, e é seu dever dar as respostas a quem as pedir.

Apesar disso, muitas crianças que não sofrem de doenças físicas são colocadas sob nossos cuidados: em casos de mater-

---

[1] Palestra proferida num curso para obstetras organizado pelo Royal College of Midwives, em novembro de 1957.

nidade, por exemplo, o trabalho não é curativo, pois mãe e bebê são geralmente saudáveis. A saúde é bem mais difícil de administrar que a doença. É interessante que médicos e enfermeiras muitas vezes ficam desorientados quando confrontados com casos que não se relacionam com doenças ou deformidades corporais; a formação deles em saúde não se compara à formação relacionada a enfermidades.

Minhas observações a respeito dos conselhos dividem-se em três categorias:

1   A diferença entre tratamento de doenças e conselhos de vida.
2   A necessidade de conter o problema em vez de oferecer uma solução.
3   A entrevista profissional.

TRATAMENTO DE DOENÇAS E CONSELHOS DE VIDA

À medida que médicos e enfermeiras de hoje vão ficando mais conscientes da importância da psicologia, ou do lado emocional da vida, é necessário que saibam de uma coisa: não são especialistas em psicologia. Em outras palavras, é necessário que mudem o estilo de seu relacionamento com os pacientes assim que se aproximam da fronteira entre os territórios da doença física e dos processos da vida. Deixe-me dar um exemplo bem grosseiro:

> Um pediatra examina uma criança devido a certo problema nas amígdalas. Ele faz seu diagnóstico e o informa à mãe, expondo também em linhas gerais uma proposta de tratamento. A mãe e a criança gostam desse pediatra, que é gentil, simpático e desenvolto no exame físico. O médico, estando atualizado, dá

13. ACONSELHANDO OS PAIS

> à mãe um pouco de tempo para que fale sobre si mesma e sua casa. A mãe conta que o menino não tem se sentido feliz na escola, e tem sofrido *bullying* de outras crianças; ela tem pensado em mudá-lo de escola. Até aqui tudo bem; mas então o médico, acostumado a dar conselhos relacionados a sua própria especialidade, diz à mãe: "Sim, acho que é uma boa ideia mudá-lo de escola".

Nesse ponto o médico saiu de seu domínio, mas carregou consigo sua atitude autoritária. A mãe não sabe, mas ele só aconselhou a mudança de escola porque havia recentemente trocado a escola de um de seus próprios filhos, que também vinha sofrendo *bullying*, e a ideia estava fresca em sua mente. Uma experiência pessoal diversa o teria feito aconselhá-la a não mudar a criança de escola. Na verdade, o médico não estava preparado para dar um conselho. Ouvindo a história da mãe, ele estava desempenhando uma função benéfica sem o saber. Mas, ao aconselhar, comportou-se de maneira irresponsável, tomando uma atitude que inclusive nem era necessária, uma vez que a mãe não pedira sua opinião.

Esse tipo de coisa acontece o tempo todo na prática de médicos e enfermeiras, e só poderá ser evitado quando esses profissionais entenderem que não cabe a eles resolver problemas da *vida* de seus clientes homens e mulheres que, muitas vezes, são mais maduros que os médicos e as enfermeiras que os aconselham.

O exemplo seguinte ilustra um método alternativo:

> Um jovem casal consultou um médico acerca de seu segundo bebê, de oito meses de idade. O bebê "não quer desmamar". Não havia sinal de doença. No decorrer de uma hora, ficou-se sabendo que fora a mãe da mãe que a enviara ao médico.

> Na verdade, a avó tivera dificuldade para desmamar a mãe do bebê. Tanto a avó como a mãe tinham um fundo depressivo. À medida que tudo isso ficou claro, a mãe surpreendeu-se ao ver-se chorando copiosamente.
>
> A solução desse problema veio quando a mãe reconheceu que o problema estava em sua relação com a própria mãe – depois disso ela foi capaz de lidar com os problemas práticos que envolviam o desmame, no qual ela precisava também ser dura com seu bebê, além de amá-lo. Tratando-se de uma questão de reajustamento emocional, um conselho não ajudaria muito.

Por contraste, este próximo caso envolve uma menina que atendi quando tinha dez anos:

> A menina, filha única, vinha dando muita dor de cabeça a seus pais, embora os amasse bastante. Um levantamento cuidadoso do caso mostrou que as dificuldades haviam começado quando a criança foi desmamada, aos oito meses de idade. Ela aceitou a mudança, mas depois de largar o peito nunca mais foi capaz de desfrutar qualquer alimento. Aos três anos levaram-na a um médico que, infelizmente, não percebeu que a menina precisava de ajuda pessoal. Já naquela época ela vivia inquieta, não tinha persistência para brincar e era um incômodo constante. O médico afirmou: "Ânimo, mãe, ela logo faz quatro anos!".

Noutro caso, um casal consultou um pediatra por terem dificuldade de desmamar o filho:

> O médico fez seu exame e nada encontrou de errado, e com muita razão afirmou-o aos pais. Mas foi além. Aconselhou a mãe a terminar o desmame imediatamente, e ela o fez.

13. ACONSELHANDO OS PAIS

Esse conselho não foi nem bom nem ruim, foi apenas inoportuno. Passou por cima do conflito inconsciente da mãe acerca de desmamar a criança, que provavelmente seria seu único filho (ela tinha 38 anos de idade). É claro que ela seguiu o conselho do especialista; que mais poderia fazer? Mas ele não o deveria ter dado. Deveria ter se limitado a sua tarefa básica, delegando a compreensão dessa dificuldade no desmame a um profissional capaz de abarcar esse problema muito mais amplo, ligado à vida e aos relacionamentos.

Infelizmente, esse tipo de ocorrência não é coisa rara; é algo que se passa no dia a dia da prática médica. Forneço outro exemplo, um pouco mais detalhado:

> Recebi um telefonema de uma mulher que disse estar envolvida com um hospital pediátrico, mas queria conversar sobre sua filha bebê num registro um pouco diferente. Marquei uma consulta à qual ela compareceu com a bebê, que tinha quase sete meses. A jovem mãe sentou-se numa poltrona com a bebê em seu colo, e pude facilmente estabelecer as condições de que necessito para observar um bebê dessa idade. Quero dizer que pude conversar com a mãe e ao mesmo tempo lidar com a bebê sem que ela me ajudasse ou interferisse. A mãe logo me pareceu ser uma pessoa bastante normal, que sentia sua bebê com facilidade. Não a ficava chacoalhando para cima e para baixo em seus joelhos nem manifestou qualquer atitude falsa.
>
> O nascimento da bebê fora normal. Ela "nascera sonolenta"; era difícil fazê-la mamar; ela quase não acordava. A mãe descreveu uma tentativa, feita na maternidade, de forçar a bebê a mamar. Ela queria amamentar a filha, e sentia-se capaz de fazê-lo. Por uma semana extraiu o leite do peito para ser dado

de mamadeira. A enfermeira estava determinada a fazer a criança mamar, e sem cessar punha e tirava o bico da mamadeira na boca da criança, fazia-lhe cócegas nos pés, chacoalhava-a para cima e para baixo, em vão. O padrão persistiu a tal ponto que, muito tempo depois, a mãe descobriu que qualquer gesto ativo de sua parte no sentido de alimentar a bebê tinha o condão de fazê-la dormir. Ao cabo de uma semana tentou-se dar o peito, mas não se permitiu à mãe que fizesse uso de seu entendimento intuitivo das necessidades da filha. Tudo foi muito doloroso. A seu ver, ninguém queria realmente que a coisa desse certo. Ela tinha de ficar lá sentada e se manter alheia enquanto a enfermeira fazia tudo o que podia para induzir a bebê a mamar. A enfermeira, que normalmente era gentil e habilidosa, agarrava a cabeça da criança e a empurrava contra o peito, e daí por diante. Depois de algumas tentativas, que só ocasionaram um sono ainda mais profundo, desistiu-se de tentar dar o peito. Uma notável deterioração seguiu-se a esse ensaio malogrado.

Mais ou menos de súbito, às duas semanas e meia, houve uma melhora. Com um mês a bebê pesava 2,4 kg (no nascimento, 2,5 kg), e foi para casa com a mãe. A recomendação era alimentar a menina com uma colher.

A mãe já descobrira sozinha que era perfeitamente capaz de alimentar a filha, embora a essa altura o peito tivesse secado. Vinha alimentando a bebê por uma hora e meia de cada vez, e depois prontificou-se a alimentá-la mais vezes, com menos leite a cada vez. Mas, nessa época, um hospital pediátrico começara a preocupar-se com a criança devido a certas anormalidades físicas, e a unidade ambulatorial do hospital deu à mãe alguns conselhos que pareciam basear-se na suposição de que a mãe estivesse de saco cheio, quando

13. ACONSELHANDO OS PAIS

na verdade desfrutava de alimentar a bebê e não estava nem um pouco preocupada com a dificuldade da tarefa. Teve de se opor aos médicos que a atenderam. (Seu comentário a essa altura foi: "Definitivamente, da próxima vez não vou ter meu bebê no hospital".) O hospital realizou inúmeras investigações a despeito dos protestos da mãe, que, no entanto, sentia que era preciso deixar as questões físicas a critério dos médicos. A bebê tinha o antebraço esquerdo mais curto que o normal e uma fenda palatina que atingia apenas os tecidos moles.

A mãe sentia ser necessário consultar o hospital pediátrico devido às anormalidades físicas da criança, mas por isso tinha de suportar também os conselhos relativos à alimentação, os quais em geral se baseavam numa confusão quanto a sua própria atitude para com a bebê. Aos três meses aconselharam-na a introduzir alimentos sólidos para que pudesse assim reduzir a duração e frequência das refeições. Ela tentou e não conseguiu, e por isso deixou para depois a introdução dos sólidos. A bebê, com sete meses, como resultado de sentar-se à mesa enquanto os pais comiam, começara a querer sólidos. A mãe lhe dava alguma coisinha, e ela aos poucos foi percebendo a existência desse outro tipo de comida. Enquanto isso ia sendo alimentada com mingau de chocolate, e já pesava 5,3 kg.

Por que a mãe me procurou? Ela percebeu que estava à procura de apoio para a ideia que ela mesma fazia de sua bebê. Em primeiro lugar, a bebê era plenamente desenvolvida para a idade, isto é, não manifestava nenhum sinal de retardamento, ao passo que, no hospital, ficara no ar uma vaga sugestão de que a criança pudesse ser atrasada. Em segundo lugar, a mãe estava muito preparada a aceitar a deformidade no antebraço da menina, mas não se conformava à ideia de ter de submetê-la a múltiplas investigações; em específico, recusou que instalassem uma tala no bracinho. É evidente que a mãe percebia as necessidades da filha de maneira muito mais sensível que qualquer médico e enfermeira. Alarmara-se, por exemplo, quando o hospital pediu que a bebê permanecesse lá por uma noite para fazer um simples exame de sangue. A mãe não o permitiu, e o hospital levou as investigações a cabo no ambulatório, sem ter de levar a bebê para a área interna.

Portanto, o problema dessa mãe consistia em reconhecer muito claramente sua dependência em relação ao hospital no tocante aos aspectos físicos da questão, e ela tentava lidar com o fato de os especialistas não conseguirem ainda perceber que a criança já era um ser humano. Quando ela protestou contra o enfaixamento do braço da bebê em suas primeiras semanas de vida, os médicos disseram-lhe claramente que a criança ainda não era afetada pelas coisas que lhe aconteciam, muito embora ela tivesse bastante certeza de que a bebê sofreria consequências adversas se a tala fosse colocada; percebia, na verdade, que a criança seria canhota, e a tala embotaria os movimentos da mão esquerda num estágio de vital importância, em que o esticar a mão e o agarrar fazem a função de criar o mundo para a criança.

Eis uma imagem do bebê (com quase sete meses) durante a consulta:

> Quando entrei na sala, a bebê fixou-me com seus olhos. Assim que percebeu que eu estava em comunicação com ela, sorriu e sentiu claramente que estava comunicando-se com uma pessoa. Peguei um lápis sem ponta e segurei-o à sua frente. Sem deixar de olhar e sorrir para mim, ela tomou o lápis com sua mão direita e sem hesitar levou-o à boca, onde o saboreou. Logo passou a usar a mão esquerda para ajudar, e depois segu-

13. ACONSELHANDO OS PAIS

rou-o com a mão esquerda em vez da direita enquanto o chupava. Saliva escorria. A coisa demorou-se por cerca de cinco minutos e, depois disso, conforme o que normalmente acontece, ela acabou deixando o lápis cair. Devolvi-o e o jogo recomeçou. Ao cabo de outros tantos minutos o lápis caiu de novo, desta vez não tanto por engano. Ela agora não estava inteiramente ocupada em pô-lo na boca, e a certa altura colocou-o entre as pernas. Estava vestida, pois eu não vira a necessidade de despi-la. Na terceira vez, ela derrubou o lápis deliberadamente e viu-o cair. Na quarta vez, aproximou-o do seio da mãe e deixou-o cair entre a mãe e o braço da poltrona.

A essa altura já nos aproximávamos do fim da consulta, que durou meia hora. Ao fim da brincadeira com o lápis a bebê começou a resmungar, e tivemos uns poucos minutos de incômodo enquanto ela sentia a necessidade natural de ir embora e a mãe ainda terminava de conversar. Sem nenhuma dificuldade, mãe e filha saíram da sala plenamente satisfeitas uma com a outra.

Enquanto tudo isso acontecia eu falava com a mãe, e uma única vez tive que pedir-lhe que não traduzisse o que estávamos dizendo em termos de movimentar o bebê; por exemplo: quando perguntei sobre o pulso, ela naturalmente quase arregaçou a manga da criança.

A conversa não teve grandes resultados, mas a mãe encontrou o apoio de que precisava. A compreensão muito verdadeira que ela tinha de sua bebê precisava ser defendida contra a incapacidade dos médicos que tratam do corpo de reconhecerem os limites de sua especialidade.

Uma crítica mais geral é expressa nestas palavras, escritas por uma enfermeira:

Trabalhei por muito tempo numa famosa maternidade particular. Vi bebês quase amontoados, os berços encostando um no outro, fechados a noite inteira numa sala mal ventilada sem que ninguém dessa atenção aos gritos. Vi bebês, trazidos à mãe para a amamentação, enrolados com fraldas até o pescoço e com os bracinhos presos por baixo, com uma enfermeira segurando-os contra o peito da mãe, às vezes por uma hora inteira, até que a mãe ficasse exausta e às lágrimas. Várias mães nunca haviam visto os dedos dos pés de seus filhos. As mães que tinham suas próprias enfermeiras "especiais" não tinham nenhuma vantagem. Vi muitos casos de crueldade explícita da enfermeira em relação ao bebê. Na maioria dos casos, todas as ordens dos médicos são ignoradas.

O fato é que, quando lidamos com pessoas saudáveis, nossa principal preocupação deve ser acompanhar o tempo dos processos naturais; a pressa e o atraso equivalem a uma interferência. Além disso, se conseguirmos nos ajustar a esses processos naturais, podemos deixar a maioria dos mecanismos mais complexos a cargo da própria natureza, restando a nós apenas observar e aprender.

CONTER O PROBLEMA

Já introduzi este tema em meus casos ilustrativos. A questão pode ser descrita da seguinte forma. Aqueles que tiveram formação em medicina orgânica têm suas próprias habilidades especiais. O problema é: devem eles dar um passo além de suas habilidades especiais e ingressar no campo da psicologia, isto é, da vida e do viver? Eis minha resposta: sim, se forem capazes

13. ACONSELHANDO OS PAIS

de guardar e conter em si mesmos os problemas pessoais, familiares e sociais com que deparam, deixando a solução aparecer por conta própria. Isso implica um sofrimento. É uma questão de suportar a preocupação ou até agonia de uma história de caso, de conflito individual, inibições e frustrações, discórdia familiar ou dificuldades econômicas. Não é necessário ser estudante de psicologia para ser útil. Basta você devolver o que lhe foi transmitido, após tê-lo contido temporariamente em si mesmo, e você terá feito o melhor que se pode fazer para ajudar. Mas se uma pessoa, por temperamento, tende a agir, aconselhar, interferir ou tentar ocasionar as mudanças que ela considera ser boas, minha resposta é: não, essa pessoa não deve sair de sua especialidade, que é a doença orgânica.

Tenho uma amiga que trabalha como conselheira matrimonial. A única instrução que teve foi como professora, mas seu temperamento lhe permite aceitar, ao longo do tempo da consulta, o problema tal como lhe é apresentado. Ela não precisa investigar se os fatos relatados são corretos ou se o problema está sendo apresentado de forma parcial; apenas recebe o que lhe vem, e sofre internamente. Depois disso, o cliente vai para casa sentindo-se diferente, e muitas vezes encontra soluções para problemas que pareciam irremediáveis. O trabalho dessa profissional é melhor que o de muitos que receberam formação especializada. Ela quase nunca dá conselhos, pois não saberia que conselhos dar; além disso, não é do tipo de pessoa que gosta de aconselhar.

Em outras palavras, aqueles que se veem caminhando fora de sua área de especialidade fariam bem em parar imediatamente de dar conselhos.

A ENTREVISTA PROFISSIONAL

Para ser praticada, a psicologia precisa se dar dentro de uma estrutura. A entrevista deve ocorrer num lugar adequado e se ater a um limite específico de tempo. Dentro dessa estrutura nós podemos ser confiáveis, muito mais do que somos em nossa vida pessoal. Ser confiável em todos os aspectos é a principal qualidade que precisamos ter. Isso não significa apenas que respeitamos a pessoa do cliente e seu direito a nosso tempo e nossa consideração. Temos nosso próprio sistema de valores, e por isso podemos deixar intocadas as concepções que o cliente faz do que é certo e do que é errado. A expressão de um juízo moral destrói de modo absoluto e irrevogável a relação profissional. O limite da entrevista profissional existe a serviço do próprio psicólogo; a perspectiva do fim da sessão é capaz de abrandar nosso ressentimento, que de outro modo acabaria se mesclando e dificultando a operação de nossa consideração genuína.

Aqueles que praticam a psicologia desse modo, aceitando limites e sofrendo as agonias do caso por períodos limitados de tempo, não precisam ter muito conhecimento. Mas aprenderão; serão ensinados por seus clientes. Creio que, quanto mais aprenderem por esse método, mais ricos se tornarão internamente, e não se sentirão tanto em posição de dar conselhos.

14

ATENDIMENTO DE CASO
COM CRIANÇAS MENTALMENTE
PERTURBADAS
[1959]

ATENDIMENTO DE CASO E PSICOTERAPIA

Permitam-me começar por esclarecer o uso que fazemos do termo "atendimento de caso" [casework] no presente estado de nossa formação em assistência social.[1] O atendimento de caso é descrito como *um processo de solução de problemas*. O termo *atendimento de caso* é usado para descrever a função total de uma agência específica no trato de determinado problema. A psicoterapia é coisa totalmente diferente, e muitas vezes se desenrola sem que um atendimento de caso se desenvolva em paralelo, uma vez que o paciente pediátrico é apresentado por adultos que reconhecem nele um distúrbio, e o paciente adulto é capaz de realizar seu próprio atendimento de caso após livrar-se das inibições, compulsões, flutuações de humor e outros sintomas que derivam sua energia dos conflitos emocionais inconscientes.

---

1   Palestra à Association of London County Council Child Welfare Officers, em outubro de 1959.

Esses dois processos, o atendimento de caso e a psicoterapia, na prática, muitas vezes coexistem e tornam-se mutuamente dependentes; vale notar, porém, que o atendimento de caso não pode ser utilizado para escorar ou remediar uma terapia fracassada, nem pode transformar-se em psicoterapia sem acarretar uma grande confusão.

Dentre o atendimento de caso e a psicoterapia, é o primeiro que está especificamente ligado à provisão social, isto é, relaciona-se com uma atitude social que faz parte da vida da comunidade e do conceito atual de responsabilidade social. Além disso, o trabalho do assistente social é afetado pela agência que lhe dá suporte profissional.[2] O trabalho feito pelo assistente social varia de acordo com o conceito de provisão social que se cristalizou naquela agência. Isso limita o trabalho do assistente social, mas ao mesmo tempo determina muito do que é feito e potencializa a eficácia do trabalho.

O assistente social deve saber tanto quanto possível a respeito do inconsciente; mas em seu trabalho não há lugar para a tentativa de mudar o curso dos acontecimentos por meio de uma interpretação do inconsciente. No máximo, o profissional verbalizará para o cliente vários fenômenos que, embora explícitos, não são compreendidos: "Você tem estado muito doente", ou "Você sente que, se tivesse mais espaço, a agressividade de seus filhos não os meteria em tantas enrascadas", ou "Você tem medo de seus vizinhos, e não sabe se isso tem fundamento ou se é você que tem propensão a sentir esse tipo de medo", e daí por diante. O trabalho do psicoterapeuta, em contraste, baseia-se sobretudo na interpretação do inconsciente; da neurose de

---

2   Cf. Clare Winnicott, *Child Care and Social Work*. Welwyn: Codicote Press, 1964, cap. 4.

transferência e de uma série de amostras da manifestação do conflito pessoal do paciente, cada qual apropriada no momento em que surge no *setting* terapêutico.

Minha atividade sempre esteve dividida entre quatro domínios. Em primeiro lugar, sou médico num hospital pediátrico. Trata-se de uma tentativa de satisfazer uma carência social num contexto ambulatorial; minha clínica, no Paddington Green Children's Hospital, tornou-se conhecida como uma espécie de lanchonete psiquiátrica.

Minha segunda atividade se desenvolve no departamento de psicologia do Paddington Green, ao qual encaminho casos da lanchonete sempre que os assistentes sociais do departamento estão com vagas para novos pacientes. Aqui, suponho que nosso trabalho possa ser definido como atendimento de caso.

Meu terceiro interesse tem sido a psicanálise de crianças e a formação de homens e mulheres para esse trabalho.

Por último, sempre houve minha clínica particular de psiquiatria infantil. A prática particular talvez seja a mais satisfatória, pois assumo nela toda a responsabilidade, a menos que decida pedir ajuda. Meus fracassos – e são muitos – são definitivamente meus, e me olham na cara. Em minha clínica particular de psiquiatria infantil, suponho que eu faça atendimento de caso.

Na prática particular a necessidade de economia é em geral evidente; na clínica, meu lema sempre foi: qual é o mínimo que precisa ser feito? O atendimento de caso pode ser muito econômico. Muitas vezes, porém, ele é demorado, preocupante e desanimador.

EXEMPLOS CLÍNICOS

Dentre milhares de casos, tentei selecionar uma série graduada de exemplos aos quais farei breve referência. O primeiro é o caso de Rupert:

> Rupert, um menino de quinze anos, muito inteligente e seriamente deprimido, é um caso crítico de anorexia nervosa. Veio à procura de psicanálise, e foi isso o que conseguiu. O atendimento de caso aqui se reduz ao mínimo, pois os pais colocaram o analista no centro do caso. As necessidades do analista são apoiadas pelos pais, o que inclui o relacionamento entre o analista e os vários pediatras que periodicamente envolvem-se com o caso. Há aqui um perigo em potencial: se o menino ficar seriamente doente, os pais poderão perder a confiança no analista, e então se perderá também sua função de integrar os vários elementos do tratamento do garoto.[3]

Menciono, por contraste, um de meus fracassos, o caso de Jenny:

> Jenny, menina de dez anos, tinha colite. Fora-lhe dedicada muita atenção ao longo de vários anos. Por um ano mantive o caso sob meu controle e trabalhei com psicoterapia. O tratamento estava indo bem, e por isso os pais depositavam em mim toda sua confiança; eu não tinha conhecimento das tremendas complicações que até então permaneciam ocultas. Se eu soubesse àquela altura que o indivíduo perturbado na família era na verdade a mãe, e que a doença da menina era em grande medida expressão de um severo distúrbio psiquiátrico

---

3 O tratamento, realizado por um colega, teve êxito.

da mãe, eu teria escolhido fazer atendimento de caso junto com alguma psicoterapia, ou em lugar dela. Mas ocorreu que o tratamento da menina foi interrompido por um reaparecimento dos sintomas associado ao retorno da criança à escola. Eu não fazia ideia, na época, de que a mãe era incapaz de permitir que a menina se sentisse bem o suficiente para ir à escola, embora soubesse que essa mesma mãe fora incapaz de ficar na escola quando tinha exatamente a mesma idade que a filha. Eu deveria ter empreendido uma tentativa mais séria de lidar com os problemas da mãe, mas fiquei desanimado pelo fato de essa pessoa não ter nenhuma consciência de seus problemas pessoais, e também pelo fato de os sintomas de Jenny terem desaparecido de maneira quase mágica após o início de meu tratamento psicoterapêutico. O colapso posterior, porém, revelou que, quando a mãe não fazia as vezes de uma força integradora, exercia, nesse caso, um efeito extremamente desintegrador. Descobri que ela havia convocado ao caso um grande número de médicos, ao mesmo tempo que continuava me trazendo a menina. A certa altura, caí fora caso.

No centro de tudo isso havia uma mãe que, sem saber, agia dispersando os agentes responsáveis, de modo que ninguém pudesse estar no controle da situação. A criança sabia que não tinha meios de lidar com essa tendência na mãe e aos poucos adaptou-se à sina, conseguindo descobrir muitos ganhos secundários no fato de estar irremediavelmente doente.

Esse estado de coisas é bem triste, e ilustra algo que me ocorre toda vez que considero o problema do atendimento de caso com crianças mentalmente perturbadas. Percebo que o desenvolvimento do tema sempre acaba me levando às palavras *integração* e *desintegração*.

À primeira vista parece haver apenas dois processos: a psicoterapia e o atendimento de caso. Num exame mais detido, porém, constatamos que a psicoterapia é sempre acompanhada de um atendimento de caso. Há sempre algo a ser feito com os pais da criança ou, se o lar não for satisfatório, há de se prover alternativas. Talvez seja necessário manter a escola informada dos fatos. Em alguns casos, o terapeuta é influenciado pelos resultados de discussões que manteve com pais, professores e outras pessoas que conhecem a criança. A expressão "atendimento de caso" parece aplicar-se, um tanto vagamente, a tudo o que, no manejo de um caso, não constitui a psicoterapia propriamente dita.

É de se perguntar o que é que, às vezes, faz do atendimento de caso um elemento terapêutico de vital importância. Podemos nos voltar ao outro extremo, aos casos em que o ambiente do paciente sofreu um colapso. Aqui a necessidade de manejo fica palpável. Mas penso que a ideia de atendimento de caso só nos ocorre quando reconhecemos que pode haver no caso forças desintegradoras, e que esses elementos de desintegração têm de ser sustentados por algum tipo de processo integrativo. Desse modo, a expressão "atendimento de caso" começa a assumir novo significado. É possível que o trabalho prático seja exatamente o mesmo, mas sob essa ótica o atendimento de caso passa a relacionar-se com algo que lhe é dinamicamente oposto, algo que tentei ilustrar pela citação do caso de Jenny, cuja mãe, sem se dar conta, privava sua filha da plenitude dos benefícios da terapia. O elemento desintegrador chama à vida e sustenta toda a dinâmica do atendimento de caso.

Essa questão pode ser aprofundada pelos exemplos que se seguem.

14. ATENDIMENTO DE CASO COM CRIANÇAS MENTALMENTE PERTURBADAS

Jeremy, de oito anos, era um menino saudável e forte, mas não conseguia dormir sem se agarrar à orelha da mãe. A família era boa. Os pais estavam decididos a continuar juntos, e trouxeram-nos o caso para que o resolvêssemos.

Deleguei o manejo desse caso a uma assistente social psiquiátrica. É assim que faço uso desses profissionais; tendo a delegar-lhes o caso temporariamente, dando-lhes completo apoio profissional, não exigindo anotações relativas ao caso, mas simplesmente pedindo que me procurem de tempos em tempos para me darem um panorama do andamento da questão, avisando se estão atolados ou se liquidaram o problema.

Dessa vez, a assistente social foi capaz de lidar com a falta de compreensão, por parte da mãe, do papel que ela mesma desempenhava na produção e na manutenção do sintoma do menino. Tratava-se de um autêntico caso em que um menino sadio se via envolvido numa ansiedade causada pela depressão da mãe. Ele era filho único e não conseguia de modo algum desvencilhar-se da necessidade materna de tê-lo por perto. Agora, esse garoto já é capaz de ir à escola, da qual gosta muito, a não ser quando se preocupa se sua mãe sentirá sua falta. Mas a mãe está lidando com sua enorme perda, e penso que está se voltando novamente para o marido de um modo que não ocorria desde que o menino nasceu. Desse modo, o problema vai-se resolvendo por si mesmo.

O atendimento de caso aqui residiu na compreensão do problema por parte da assistente social, ao discutir o problema com a mãe, e por manter interesse pelo caso ao longo de certo período de tempo. Os pais nos trouxeram esse problema para que fosse resolvido, e têm confiança em mim, na assistente social e na clínica. O que quero salientar aqui é que os pais formam a base desse caso. Se perdêssemos a confiança que eles têm em nós, eles não seriam mais capazes de integrar as forças auxiliares representadas pela assistente social e por minha retaguarda.

Penso, portanto, ser possível dividir nossos casos em três classes:

1. Aqueles integrados a partir de dentro.
2. Aqueles que contêm um elemento desintegrador.
3. Os casos caracterizados por um colapso ambiental já consumado.

No primeiro grupo, o trabalho profissional dá subsídios ao trabalho que os pais já realizam ou realizariam. No segundo, o atendimento de caso precisa desenvolver uma dinâmica que vá ao encontro do elemento desintegrador. No terceiro, o assistente social organiza ou reorganiza o ambiente. Obviamente, é o segundo grupo que nos apresenta os problemas mais complexos, e muitas vezes fracassamos por não termos autoridade para fazer o que é necessário.

Eis uma espécie de caso que pode ser examinada nesse contexto:

> Uma mãe me traz James, um menino de oito anos de idade, porque ele faz xixi nas calças, recusa-se a aprender o que não quer e foge das situações novas, das pessoas e de toda a realidade. A mãe me diz que o pai é um homem muito mal-humorado, e que esse mau humor causou tensão no lar. Diz-me também que o pai ficava do lado do filho sempre que ela acha necessário ser firme com o menino. Aprofundando-me

14. ATENDIMENTO DE CASO COM CRIANÇAS MENTALMENTE PERTURBADAS

bastante no caso, constato uma situação reparadora. O pai abandonou o lar e está ocupado estabelecendo uma nova família; a mãe tem tido oportunidade de trazer o menino para perto da realidade; e o menino tem passado a usar outros homens da família como pais substitutos. Ele aprecia muito que esses homens venham em defesa da mãe, em vez de defendê-lo contra a mãe. Gosta deles, e no geral está mais feliz e calmo do que estivera por muito tempo. De par com isso, seus sintomas começam a se abrandar.

Neste caso, portanto, decido não ver o menino. A mãe pareceu-me muito aliviada quando pude lhe mostrar que ela estava sustentando uma situação em que o menino começava a se recuperar de alguns dos efeitos nocivos da atitude do pai, e que o menino parecia ter saúde suficiente para fazer isso. Interferindo, eu teria estragado a satisfação da mãe, que lhe pertencia de direito devido a sua capacidade de ajudar o próprio filho. Eu, entretanto, permaneço em segundo plano e continuo disponível a intervir se me pedirem, pois levantarei uma cuidadosa história do caso e já formei minha opinião com relação à dinâmica dos acontecimentos. Se eu interver no caso e entrevistar o garoto, terei diante de mim duas opções: fracassar ou me tornar um importante pai substituto. Nessa segunda situação, devo ser capaz de continuar sendo um substituto até que a função não seja mais necessária; caso contrário, estarei agindo de modo prejudicial.

Examinemos agora o caso de Anthony:

Trata-se de um menino que apareceu pela primeira vez em minha clínica hospitalar com a idade de oito anos. Ele é agora um homem; quero dizer, está solto em algum lugar do mundo, não sei bem onde. Não sei dizer se este caso, que exigiu todos os recursos da clínica, resultou em êxito. A única coisa que teve continuidade na vida desse garoto foi minha clínica. No decorrer de sua longa história, todo o pessoal da clínica, com exceção de mim mesmo, foi substituído muitas vezes. O departamento tem continuado, ao longo dos anos, a integrar a provisão ambiental desse menino; nada mais, durante todo o período, teve continuidade positiva.

A mãe do menino separou-o do pai em tenra idade, mas logo começou vida nova e, tendo ele três ou quatro anos, enviou-o de volta ao pai. Este era um homem muito instável; tinha temperamento maníaco-depressivo e uma atitude exasperante em relação à sociedade. À época que assumi o caso, ele se casara de novo e tivera uma filha. Anthony me foi trazido pelo pai e pela madrasta. Esta dava total apoio ao pai e à época parecia identificar-se totalmente com seu ponto de vista, que incluía uma curiosa mistura de antagonismo à sociedade e uma pretensão de que a sociedade, e não ele, assumisse a responsabilidade pela educação do menino, que obviamente era dotado de um intelecto prodigioso. Como depois confirmamos por meio de um teste, seu QI era excepcionalmente alto.

Talvez a principal dificuldade deste caso tenha sido evitar que a irritação com esses pais (isto é, com o pai) interferisse em nossa atitude positiva com relação ao menino. Anthony era muito pouco atraente; além de ser estrábico, tinha uma aparência miserável e parecia não ter em si nada de bom. Uma assistente social com quem ele fazia psicoterapia foi a primeira pessoa a me afirmar que o menino era na verdade uma pessoa muito boa quando tratado como indivíduo e contemplado com a oportunidade de se expressar. Ele tinha forte tendência a roubar e mentir, e foi-me trazido pela primeira vez devido a uma compulsão de brincar com as próprias fezes. Sua madrasta não podia deixá-lo no apartamento com a filha; o que complicava ainda mais o caso era o fato de esses pais não se disporem a se mudar para um apartamento maior, embora pudessem; não havia espaço para o menino, que certamente não podia dormir no mesmo quarto que sua meia-irmã.

Os pais assumiam a atitude de culpar a nós, ou a quem quer que se dispusesse a ouvi-los sobre a situação toda. Queriam que o menino fosse preparado para ingressar numa famosa escola pública e não tinham nenhuma intenção de gastar dinheiro nesse sentido. O pai nunca cessou de me culpar por mandar o menino para um abrigo de crianças desajustadas. Antes de enviá-lo para lá, porém, tivemos de arranjar alguém que suportasse sua imunda compulsão. Muitas mudanças ocorreram, mas a clínica nunca deixou de manter contato com o menino e com as pessoas que cuidavam dele. Ao longo de todo esse período, o London County Council (LCC) custeou-lhe uma educação de primeira classe. Mas até mesmo o LCC, em seus vários departamentos – administrativos e outros –, teve de ser encorajado por cartas enviadas pela minha clínica sugerindo que não se deveria negar ao menino a ajuda possível simplesmente por ter como pai uma pessoa muito doente e irritante. A certa altura, a madrasta abandonou o pai, tornando-se uma pessoa muito diferente e sendo capaz de nos dar uma visão mais objetiva da atitude do pai e da posição extremamente difícil ou impossível em que o menino se encontrava, o tempo todo.

O menino estava determinado a tentar uma bolsa em uma das duas universidades que considerava dignas de si. Primeiro tentou Cambridge, e fracassou; depois tentou Oxford e acho que fracassou de novo, embora nada tenha me contado. Mas, para se candidatar às bolsas, precisou de uma ajuda de última hora, visto que o pai era absolutamente incapaz de lhe dar apoio quando isso era necessário. Nessa ocasião, a clínica deu ao menino dez libras, que lhe possibilitaram fazer o exame. Creio não haver dúvidas de que fracassou, e de que um dia voltará à cena, depois de se estabelecer como pesquisador na área de física em alguma empresa comercial. Com certeza ele poderia ter se saído bem na universidade, mas um certo resquício da atitude do pai o tornou determinado a cursar apenas Cambridge ou Oxford; essas universidades não eram, todavia, as mais adequadas a sua pessoa, tanto por sua história como por causa de certos sintomas residuais, que incluíam uma homossexualidade reprimida e uma ligação inconsciente com a personalidade do pai e todas as suas dificuldades.

Esse caso exigiu bastante trabalho; seus registros são bem extensos e consistem também em cartas enviadas a todo tipo de autoridade. Talvez tudo não tenha passado de um grande fracasso e o menino tenha se tornado apenas um vigarista galante. Não sabemos; mas tivemos que continuar proporcionando-lhe algo que fosse contínuo e integrado, pois de outro modo estaria destinado a uma vida de crime e delinquência. De todos os exemplos que já dei, este é o que melhor ilustra o trabalho de atendimento de caso. O LCC dispendeu grandes somas de dinheiro para pagar uma escola que estivesse à altura das capacidades intelectuais do garoto. Não cabe ao atendimento de caso entrar com dinheiro; mas, como já disse, demos ao menino dez libras, tiradas de um fundo especial, no momento em que seu pai o desapontou de um modo que parecia impossível para um pai, mesmo tão doente quanto este.

O fator desintegrador, no caso, era a atitude exasperante do pai em relação à sociedade. Ele era capaz de irritar qualquer um,

14. ATENDIMENTO DE CASO COM CRIANÇAS MENTALMENTE PERTURBADAS

sem exceção. Não costumo me exaltar quando os pais impõem entraves, mas, nesse caso, disse ao homem o que pensava de tal forma que ele entrou em contato com o ministro da Saúde, que, por intermédio de seus assessores, entrou em contato com o St. Mary's Hospital, que entrou em contato com o Paddington Green, que entrou em contato comigo. Respondi à acusação dizendo que de fato dissera o que me acusavam de ter dito, e enviei os registros do caso ao ministro, dando-lhe plena permissão de lê-los integralmente. Não recebi mais nenhuma notificação, e os registros me foram enviados de volta.

Pode-se perguntar se o trabalho que fazemos vale a pena, e a isso respondo: não podemos deixar de fazê-lo. Se o caso chega a nós, é necessário fazer frente às necessidades que se apresentam e suprir a provisão ambiental que está em falta. Não podemos simplesmente trabalhar com base numa estimativa do resultado. Em muitos casos, nosso trabalho é interrompido por forças que escapam ao nosso controle, e suponho ser um sinal muito favorável o fato de esse menino ter, até recentemente, nos mantido informados sobre o que se passava consigo; e foi por meio disso que pudemos dar continuidade ao atendimento de caso iniciado tanto tempo antes. É possível que o simples fato de termos existido dessa maneira ao longo de todo esse tempo seja o que determina se o menino se tornará um criminoso ou um cientista.

Devo dizer que, quando iniciamos nosso manejo do caso, o menino fez um pouco de psicoterapia. Se pudéssemos, teríamos feito com ele psicoterapia do tipo mais profundo, mas não havia alojamentos para crianças como ele nas vizinhanças de nosso local de trabalho. Esse exemplo ilustra a gritante necessidade que temos, às vezes, de uma instituição que eu descreveria como um hospital psiquiátrico para crianças, com equipamentos educacionais realmente bons, situado num local próximo a nossa clínica. Desse modo, poderíamos proporcionar um tratamento psicanalítico imediato a crianças que precisam ser manejadas em instituições para desajustados. É claro que só conseguiríamos atender a um número limitado de indivíduos, mas poderíamos ao menos obter experiência. Atualmente, toda vez que se fazem necessários o atendimento de caso e a reconstrução do ambiente externo da criança, esta tem que ser removida para regiões onde não há psicoterapia.

Descrevo o caso seguinte para ilustrar que há uma ligação muito estreita entre as formas mais brandas da psicose e os primeiros estágios da tendência antissocial. Também neste caso o protagonista tinha propensão a roubar.

> O caso envolve um menino, estudante de internato. À idade de dezesseis anos, foi notificado pelo diretor de que deveria deixar a instituição porque realizava alguns roubos consideráveis. A situação era muito triste, pois o menino estudava na mesma escola onde o pai estudara, havendo, portanto, razões para que a escola desejasse ajudar o rapaz. O pai era professor em outro internato. Numa entrevista com o menino, constatei que ele era capaz de descrever uma fase muito difícil que atravessara quando tinha cinco ou seis anos, na qual seus pais pareciam estar tratando-o com negligência. Conversei com os pais a respeito, e eles me confirmaram que, sem dúvida alguma, naquela fase o menino não fora tratado como deveria. Os pais demoraram certo tempo para se dar conta disso, e quando isso ocorreu fizeram todo o possível para remediar a situação. Tudo isso se deu numa época em que o menino, até então um caçula mais ou menos mimado, tornou-se o filho do meio com o nascimento de uma irmã.

211

14. ATENDIMENTO DE CASO COM CRIANÇAS MENTALMENTE PERTURBADAS

> O lar, neste caso, era muito bom, e os pais sofreram muito ao perceber que seu descaso lançara as bases do colapso que atingira o garoto na escola pública. Prontificaram-se a mantê-lo em casa e lhe dar tudo de si, enquanto os dois outros filhos permaneciam em suas respectivas escolas. Os pais agiram desse modo e deram ao garoto um ano de férias, livrando-o de todas as responsabilidades. Ao cabo desse período ele teve de novo vontade de ir à escola; antes disso, porém, vivera uma regressão bastante severa e tornara-se tão dependente quanto uma criança pequena (mas não tanto quanto um bebê). A certa altura começou a frequentar um externato, mas aos poucos decidiu ingressar na escola em que seu pai era professor, permanecendo, porém, alojado em outra casa. Logo seu histórico de roubos foi esquecido e, na verdade, nunca mais roubou depois do dia em que tive uma sessão com ele na qual lembrou da severa depressão que acompanhou o período de descaso que vivera aos cinco anos.

Eis um distúrbio que não é psiconeurótico e cujo tratamento não consistiu em psicoterapia. Suponho que tenha sido uma espécie de atendimento de caso: a forma como lidei com os pais, informando-os da possibilidade que tinham de ajudar, mantendo-me em contato com suas variadas necessidades na época em que o menino ficou mais doente (sem, entretanto, voltar a roubar) e depois se recuperou. Neste caso, o atendimento foi simplificado pelo fato de os pais e o diretor da escola desejarem verdadeiramente a recuperação do garoto, de modo que não havia fator de desintegração a ser encarado e enfrentado. Não havia um elemento desintegrador que transformasse o atendimento de caso num processo de sustentação reativa.

Em alguns casos de psicose infantil, e sobretudo nos casos mais severos, existe uma atitude anormal dos pais que constitui, na verdade, a causa do distúrbio, e que permanece depois como um fator de manutenção desse distúrbio. Assim, a doença dos pais interage com a do filho, gerando grande tensão. Em situações como essa, o atendimento de caso objetiva encontrar uma morada alternativa para a criança. Mas como isso é difícil!

ATENDIMENTO DE CASO E TRABALHO EM EQUIPE

Concluo este capítulo com algumas observações relativas a um aspecto administrativo do atendimento de caso com crianças mentalmente perturbadas: as relações entre o atendimento de caso e a equipe empregada na clínica de orientação infantil (i.e., o psiquiatra, o psicólogo e o assistente social psiquiátrico).

Acho que algumas pessoas identificam o atendimento de caso à rotina de orientação infantil. Mas a expressão "atendimento de caso" não teria por que existir se fosse aplicada somente às complexidades derivadas do trabalho em equipe. Meu ponto de vista é que a equipe de orientação infantil e a rotina da clínica de mesmo nome são adequadas sobretudo à investigação de casos que exigem relatórios para um tribunal juvenil. Esse tipo de trabalho, porém, não tem nada a ver com o atendimento de caso, que pode ou não ocorrer de forma paralela a investigações e relatórios.

Boa parte do trabalho da clínica de orientação infantil consiste em reintegrar os vários aspectos do caso que foram separados pela atividade dos vários membros da equipe. Talvez seja por isso que nunca usei a equipe tal como é usada na orientação infantil. Numa boa clínica de orientação infantil, o psiquiatra é capaz de reintegrar os vários elementos do caso na discus-

14. ATENDIMENTO DE CASO COM CRIANÇAS MENTALMENTE PERTURBADAS

são de caso; a observação do processo é, sem dúvida, muito útil para estudantes. Não obstante, é possível que um caso seja desmembrado e reintegrado numa clínica de orientação infantil sem a realização de qualquer atendimento de caso. Devido a meu modo de trabalhar, aproveitei-me nos últimos anos da vantagem de ter como colegas assistentes sociais psiquiátricos e psicólogos, compartilhando casos com eles e beneficiando-me do princípio de que duas cabeças pensam melhor do que uma. Em certo número de casos, e de acordo com a disponibilidade do assistente social, tive a satisfação de poder delegar-lhe todo o trabalho, seja temporariamente, seja por um longo período. É como se eu passasse um caso para algum de meus colegas psiquiatras, com a diferença de que permaneço ainda com a responsabilidade médica pelo caso, de modo que espero ser informado pelo assistente social sobre o andamento dos acontecimentos.

Há ainda outra observação que creio poder ser útil. Embora em psicoterapia seja muito difícil mudar o psicoterapeuta, no atendimento de caso deve ser a clínica, e não o indivíduo, a responsável por manter uma continuidade de relação com o caso. O assistente social não tem certeza de que permanecerá para sempre no mesmo posto. Se considerarmos as coisas no nível da psicoterapia de indivíduos, não é ideal que o assistente social trabalhe para uma agência ou uma clínica. Mas as vantagens superam em muito as desvantagens, pois a estabilidade da clínica excede enormemente a de qualquer indivíduo. Descrevi um caso que ilustra essa questão. É claro que não estou sugerindo que os relacionamentos entre os indivíduos em questão possam ser afrouxados de tal maneira a ponto de não haver trauma no caso da substituição do assistente social encarregado. No limite, pode-se imaginar um contexto em que o assistente social não seja sequer uma pessoa, e a agência, permanente, não seja mais que uma máquina administrativa. Isso nos levaria diretamente de volta à idade sombria de que acabamos de emergir. Em certo sentido, no atendimento de caso, o elemento humano e falível usa a máquina administrativa, mas impede que esta use o cliente. Como é fácil, ao considerar as coisas sob essa ótica, entender por que assistentes sociais e administradores talvez suspeitem uns dos outros, embora os casos demandem a cooperação de ambos.

RESUMO

Procurei resgatar a ideia de atendimento de caso da intrincada malha do trabalho em equipe.

Na vasta maioria dos casos de distúrbios mentais infantis, o atendimento de caso não desempenha papel proeminente no tratamento. Em geral, os pais reconhecem um distúrbio no filho e procuram uma solução. O atendimento de caso torna-se o elemento principal nos casos em que, além do distúrbio da criança, há uma deficiência ambiental que precisa ser reparada. Chamei a atenção sobretudo para aqueles casos em que um elemento desintegrador confere ao atendimento de caso sua função específica.

Nas situações mais simples, o que existe é uma patologia psiquiátrica em um ou ambos os pais, e o atendimento de caso deriva sua força dinâmica e sua própria integração do fato de ser uma reação a esse distúrbio. Esse tema pode ser desenvolvido abarcando uma larga variedade de casos, mas a questão central é que, de um modo ou de outro, um processo ativo de integração tem que se desenrolar para fazer frente à tendência desintegradora e, assim, atender às exigências do caso. O trabalho efetivo aqui não é tão importante quanto a organização de uma tendência ativa à integração, ou uma sustentação [*holding*][4] do material potencialmente desintegrador. Estou sugerindo que são essas as situações em que melhor se aplica a expressão "atendimento de caso".

Essa ideia não é nova, mas merece uma nova ênfase; uma distinção dessas diversas tarefas nos ajudará a enxergar com mais clareza a diferença entre o atendimento de caso e a psicoterapia com crianças mentalmente perturbadas.

---

4   Para entender esse conceito no contexto do atendimento de caso, cf. Clare Winnicott, *Child Care and Social Work*, op. cit.

15

SOBRE A CRIANÇA DEPRIVADA E COMO ELA PODE SER COMPENSADA PELA PERDA DA VIDA FAMILIAR
[1950]

Ao introduzir o tema dos cuidados a serem dispensados às crianças que foram deprivadas da vida familiar, cumpre lembrar o seguinte: a comunidade deve dedicar seu principal interesse a seus membros saudáveis.[1] A prioridade deve recair sobre o comum dos lares, uma vez que as crianças criadas em casa são aquelas que nos recompensam; é o cuidado dessas crianças que nos rende dividendos.

Aceito esse princípio, seguem-se duas inferências. Primeiro: nossa atenção deve estar sobretudo voltada à provisão, para o lar comum, de condições básicas de habitação, alimento, vestuário, educação, recreação e de algo que se poderia chamar alimento cultural. Segundo: não devemos nunca interferir em um lar que vive em constante tribulação, nem mesmo para seu próprio bem. Os médicos, sobretudo, e sempre com a melhor das intenções (a prevenção da doença e a promoção da saúde), tendem especialmente a intrometer-se nas relações entre mães e bebês ou pais e filhos; e eles não são de modo algum os únicos a agir assim. Por exemplo:

---
1 Palestra à Nursery School Association, em julho de 1950.

15. SOBRE A CRIANÇA DEPRIVADA

> Uma mãe divorciada pede-me que a aconselhe quanto à seguinte situação. Sua filha tem seis anos, e uma organização religiosa que o pai da garota frequentava queria separar a filha da mãe e inscrevê-la num internato – durante as férias e também no período letivo –, porque o divórcio ia contra os princípios da organização. O fato de a menina estar muito tranquila e segura vivendo com a mãe e seu novo marido seria ignorado, e ela seria submetida a um estado de deprivação em nome de um princípio: uma criança não deve viver com uma mãe divorciada.

Muitos casos de deprivação infantil são criados por situações como essa, e a prevenção consiste em evitar o mau manejo.

Apesar disso, tenho de encarar o fato de que eu mesmo, como muitos outros, assumo deliberadamente o papel de destruidor de lares. A todo momento estamos tirando crianças de casa. Em minha clínica, toda semana temos casos em que é tarefa urgente remover a criança de casa. É verdade que entre essas crianças pouquíssimas têm menos de quatro anos. Todos que trabalham nesse campo conhecem o tipo de caso em que, por uma razão ou outra, a situação se encontra num ponto tal que, a menos que a criança seja removida no prazo de poucos dias ou semanas, a família será desfeita ou a criança vai parar nos tribunais. Muitas vezes é possível prever que a criança vai se sentir melhor fora de casa, ou que o lar se acomodará bem à ausência da criança. Há muitos casos desesperadores que podem ser solucionados pela separação imediata; de qualquer modo, seria uma pena se todos os esforços que fazemos para evitar a destruição de boas famílias acarretassem um enfraquecimento dos esforços despendidos pelas autoridades responsáveis para organizar acomodações de curto e longo prazo para o tipo de criança que estou considerando aqui.

O que fica implícito quando digo que tais casos aparecem em minha clínica todas as semanas é que, na grande maioria dos casos, a criança pode ser curada no lar onde vive. É esse nosso objetivo, não só por ser mais econômico mas também porque, quando o lar é suficientemente bom, é ele o lugar mais adequado para a criança se desenvolver. A maioria das crianças que requer ajuda psicológica sofre de perturbações decorrentes de fatores *internos,* distúrbios no desenvolvimento emocional do indivíduo que são em grande parte inerentes e se devem ao fato de a vida ser naturalmente difícil. Essas perturbações podem ser tratadas enquanto a criança permanece em casa.

AVALIAÇÃO DA DEPRIVAÇÃO

Para descobrirmos a melhor maneira de ajudar uma criança deprivada, nossa primeira atitude deve ser determinar qual grau de desenvolvimento emocional normal a criança pôde atingir no início da vida, por ter tido então um ambiente suficientemente bom (se chegou à relação mãe-bebê ou à relação triangular pai-mãe-criança); depois, à luz dessa informação, tentar avaliar o estrago acarretado pela deprivação, no momento em que ocorreu e nas épocas subsequentes. Assim, é importante saber a história do caso.

Para classificar lares desintegrados, pode ser útil considerar as seis categorias seguintes:

1   O bom lar comum, rompido pela morte de um ou ambos os pais.

15. SOBRE A CRIANÇA DEPRIVADA

2 Lar rompido pela separação dos pais, que desempenham bem sua função parental.
3 Lar rompido pela separação dos pais, que não desempenham bem sua função parental.
4 Lar incompleto pela ausência do pai (filho ilegítimo). A mãe é boa; os avós podem assumir a função paterna ou ajudar em alguma medida.
5 Lar incompleto pela ausência do pai (filho ilegítimo). A mãe não é boa.
6 Nunca houve um lar.

Além disso, os casos serão classificados:

1 De acordo com a idade da criança e a idade em que o ambiente inicial, suficientemente bom, foi destruído.
2 De acordo com a natureza e inteligência da criança.
3 De acordo com o diagnóstico psiquiátrico da criança.

É necessário evitar fazer qualquer avaliação do problema com base nos sintomas da criança, em seu valor de incômodo [*nuisance value*] e nos sentimentos que seu drama evoca em nós. Essas considerações inevitavelmente desviam-nos do caminho certo. Muitas vezes não é possível levantar uma história completa do caso. Nessa situação, que não é incomum, a única coisa a fazer é procurar proporcionar à criança um ambiente suficientemente bom e ver como ela é capaz de aproveitá-lo.

A esta altura, é necessário considerar com mais detalhe o sentido da expressão "como a criança é capaz de aproveitar um bom ambiente". A criança deprivada está doente, e um mero reajuste ambiental não garante de forma alguma a passagem da doença para a saúde. Na melhor das hipóteses, a criança capaz de se beneficiar de uma simples provisão ambiental começa a melhorar; na medida em que fica menos doente, torna-se também mais capaz de reagir com fúria à deprivação que sofreu no passado. Há nela um ódio dirigido contra o mundo, e a saúde só sobrevém quando esse ódio é sentido. Isso ocorre numa pequena porcentagem dos casos, e pode acarretar certas dificuldades. Entretanto, esse resultado favorável só se dá nos casos em que tudo está mais ou menos acessível ao self *consciente* da criança, o que poucas vezes acontece. Os sentimentos decorrentes da falha ambiental subtraem-se em alguma medida, ou em larga medida, à manifestação consciente. Quando a deprivação sobrevém a uma experiência inicial satisfatória, tal desdobramento *é possível* e o ódio pertinente à deprivação pode ser alcançado. O exemplo seguinte ilustra esse tipo de situação:

> Trata-se de uma menina de sete anos. Seu pai morreu quando a filha tinha três anos, mas ela administrou bem essa dificuldade. Sua mãe cuidou dela muito bem e casou-se novamente. O casamento deu certo e o padrasto era muito apegado à menina. Tudo correu bem até a mãe ficar grávida, quando a atitude do padrasto em relação à enteada mudou radicalmente. Orientado em direção a seu filho, deixou de dedicar à menina a afeição costumeira. As coisas pioraram após o nascimento do bebê, e a mãe estava dividida. A menina não poderia crescer numa tal atmosfera, e, removida para um internato, ela muito provavelmente poderá desenvolver-se bem e até mesmo entender o problema que sobreveio a seu lar.

O próximo caso, por outro lado, ilustra os efeitos de uma experiência inicial insatisfatória:

15. SOBRE A CRIANÇA DEPRIVADA

> Uma mãe me traz seu filhinho de dois anos e meio. A família é boa, mas o menino só se sente feliz quando recebe a atenção pessoal de sua mãe ou de seu pai. Não consegue sair do lado da mãe e por isso não consegue brincar sozinho, e a aproximação de estranhos causa-lhe terror. Qual a origem desse distúrbio, considerando que os pais são pessoas normais e comuns? O fato é que o menino, adotado com cinco semanas de idade, já era perturbado. Há evidências de que a enfermeira-chefe da instituição em que ele nasceu lhe dedicava um carinho todo especial, uma vez que ela parece ter tentado escondê-lo desse casal que procurava um bebê para adotar. A transferência, às cinco semanas de idade, teve efeito desastroso sobre o desenvolvimento emocional do menino, cujas consequências os pais só agora estão conseguindo começar a superar – consequências que eles não esperavam encontrar, por terem adotado uma criança tão nova. (Na verdade, eles haviam tentado um bebê ainda mais novo, de uma ou duas semanas, pois tinham consciência das complicações que poderiam sobrevir.)

Precisamos conhecer o que ocorre à criança quando um bom ambiente é destruído, ou quando esse bom ambiente nunca chegou a existir – esse conhecimento envolve um estudo de todo o desenvolvimento emocional do indivíduo. Alguns fenômenos são já suficientemente conhecidos: o ódio é reprimido, ou a capacidade de amar outras pessoas é perdida. Várias organizações defensivas cristalizam-se na personalidade da criança. Pode ocorrer uma regressão a fases iniciais do desenvolvimento emocional que tiveram caráter mais satisfatório, ou desencadear-se um estado de introversão patológica. Com mais frequência do que normalmente se pensa, dá-se uma cisão da personalidade. Em sua forma mais simples, essa cisão faz com que a criança manifeste uma metade de si que funciona como uma vitrine de loja, tendo como base a complacência, e mantenha secreta a parte principal do self, que contém toda a espontaneidade e que permanece o tempo inteiro envolvida em relações ocultas com objetos de fantasia idealizados.

Embora não seja fácil dar uma descrição clara e sucinta desses fenômenos, é necessário entendê-los para podermos identificar os sinais favoráveis que se manifestam nas crianças deprivadas. Se não entendermos o que se passa no interior de uma criança que está muito doente, não teremos como saber, por exemplo, que a depressão na criança deprivada pode ser um sinal favorável, especialmente quando não vem acompanhada de fortes ideias de perseguição. Uma depressão simples indica, ao menos, que a criança conserva a unidade de sua personalidade e retém um sentido de consideração; ela está, na verdade, assumindo a responsabilidade por tudo o que deu errado. Também os atos antissociais, como urinar na cama e roubar, indicam que, no momento ao menos, pode haver certa esperança – esperança de redescobrir uma mãe suficientemente boa, um lar suficientemente bom, uma relação entre os pais suficientemente boa. Mesmo a raiva pode ser sinal de esperança e de que, no momento, a criança está estabelecida como uma unidade e é capaz de sentir o embate entre suas concepções e o que realmente existe na realidade compartilhada com outros.

Consideremos o significado da atitude antissocial – o roubo, por exemplo. Quando uma criança rouba, ela (sua pessoa inteira, isto é, o consciente e o inconsciente) não está à procura do objeto roubado; está à procura da pessoa, da mãe, de quem pode roubar, por tratar-se da mãe. Todo bebê, numa idade recuada, pode reclamar seu direito de roubar da mãe, pois inventou a mãe, pensou-a e criou-a a partir de sua capa-

15. SOBRE A CRIANÇA DEPRIVADA

cidade inata de amar. Por estar lá, a mãe lhe entregou, pouco a pouco, a própria pessoa como material a ser criado pelo bebê, de modo que, ao fim, a mãe criada subjetivamente por ele fosse bastante parecida com a mãe que todos veem. Da mesma forma, a criança que urina na cama está procurando o colo de sua mãe, sobre o qual poderia ter urinado nos primeiros estágios da existência do bebê.

Os sintomas antissociais são como que uma busca tateante por uma recuperação ambiental, e são sinais de esperança. Não fracassam por serem dirigidos a um objeto errado, e sim porque a criança não tem consciência do que está acontecendo. A criança antissocial necessita, portanto, de um ambiente especializado e concebido com fins terapêuticos, que possa proporcionar uma resposta da realidade à esperança expressa pelos sintomas. Para funcionar como terapia, porém, esse processo precisa dar-se no decorrer de um período bastante longo, pois, como já afirmei, grande parte dos sentimentos e das lembranças não são conscientes; além disso, a criança precisa ganhar confiança no novo ambiente, em sua estabilidade e em sua capacidade de objetividade antes de se desfazer de suas defesas – defesas contra uma ansiedade intolerável, que poderia ser novamente desencadeada por uma nova deprivação.

Sabemos, portanto, que a criança deprivada é uma pessoa doente, uma pessoa que tem uma experiência traumática em sua história e um modo pessoal de lidar com as ansiedades assim incitadas; sabemos também que é uma pessoa cuja maior ou menor capacidade de recuperação depende da intensidade da perda de consciência que recaiu sobre seu ódio pertinente e sua capacidade primária de amar. Que medidas práticas podem ser tomadas para ajudar essa criança?

PROVENDO PARA A CRIANÇA DEPRIVADA

É óbvio que alguém tem de cuidar da criança. A comunidade não nega mais sua responsabilidade pelas crianças deprivadas; na verdade, prevalece hoje a tendência diametralmente oposta. A opinião pública exige que seja feito o máximo pelas crianças desprovidas de família. Muitas das dificuldades que enfrentamos no presente momento advêm dos problemas práticos inerentes à aplicação dos princípios formulados segundo essa nova atitude.

Não é formulando uma lei ou montando uma máquina administrativa que se dá conta de fazer a coisa certa em relação a essas crianças. Tais passos são necessários, mas constituem apenas um primeiro passo, e miserável. Em todos os casos, o manejo de crianças envolve *seres humanos* dotados de disposições particulares; e o número de seres humanos assim dotados e imediatamente disponíveis tem um limite distinto. Esse número pode ser bastante incrementado se na máquina administrativa houver lugar para uma classe *intermediária,* composta de pessoas que possam lidar, por um lado, com as altas autoridades, e, por outro, manter contato com os indivíduos envolvidos no trabalho de fato, apreciando seus pontos positivos, reconhecendo os êxitos, criando oportunidades para que um processo educativo dê consistência e interesse ao trabalho, discutindo os fracassos e seus motivos e estando disponíveis para providenciar, até mesmo a curto prazo, a remoção de uma criança de um lar adotivo ou de um abrigo. O cuidado de crianças é uma atividade que exige atenção integral, deixando os indivíduos que a ela se dedicam com poucas reservas emocionais para lidar com os procedimentos administrativos ou com as grandes questões sociais representadas, em certos casos, pela polícia. Pelo con-

15. SOBRE A CRIANÇA DEPRIVADA

trário; é pouco provável que a pessoa capaz de manter um olho firmemente voltado para a administração ou para a polícia seja a mais indicada para cuidar de uma criança.

Voltando-nos agora para questões mais específicas, é necessário ter em mente o diagnóstico psiquiátrico de toda criança a quem se deve providenciar a provisão social. Como já indiquei, esse diagnóstico só pode ser feito após um cuidadoso levantamento da história ou após um período de observação. A questão é: mesmo uma criança deprivada da vida familiar pode ter vivido em condições favoráveis na primeiríssima infância, e pode até ter experimentado por certo tempo as primícias da vida em família. Num tal caso, as fundações da saúde mental da criança podem ter sido devidamente lançadas, tendo a doença acarretada pela deprivação sobrevindo a um panorama de saúde. Mas é possível que outra criança, de aparência idêntica à primeira, não tenha tido uma experiência sadia que possa ser redescoberta e reativada por sua inserção num novo ambiente; mais que isso, a criança pode ter sido submetida, quando bebê, a um manejo tão complexo ou ruim que chegou a afetar as fundações da saúde mental em termos da estrutura da personalidade ou do sentido de realidade. Em tais casos extremos, o ambiente bom tem de ser criado pela primeira vez, e pode não ter nenhum efeito, porque a criança é fundamentalmente malsã, além de conter, talvez, uma tendência hereditária à loucura ou à instabilidade. Nos casos extremos a criança é louca, embora essa palavra não seja usada com respeito a crianças.

É importante que se tenha conhecimento desse aspecto do problema; de outro modo, aqueles que verificam e avaliam os resultados serão surpreendidos ao ver que, mesmo com o melhor dos manejos, sempre há crianças que, quando crescem, tornam-se loucas ou, na melhor das hipóteses, antissociais.

Uma vez feito um diagnóstico em termos da presença ou ausência de fatores positivos no ambiente inicial da criança e na relação dela com esse ambiente, o próximo passo a considerar é o procedimento a ser adotado. Gostaria de enfatizar aqui (falando como psicanalista de crianças) que o princípio do manejo da criança deprivada não é a psicoterapia. A psicoterapia, espera-se, pode ser acrescentada em alguns casos a outro tipo de tratamento. Falando de maneira geral, a psicoterapia não é, no momento presente, uma política praticável. O procedimento essencial é prover uma alternativa à família. Essas alternativas podem ser classificadas como se segue:

1 Pais adotivos que desejam dar à criança uma vida familiar equivalente à que ela poderia ter recebido dos pais de fato. Todos são rápidos em reconhecer que esse é o tratamento ideal, mas é necessário acrescentar que, essencialmente, a criança confiada a pais adotivos deve ser uma criança capaz de responder a algo tão bom. Na prática, isso quer dizer que elas devem ter tido, em algum momento do passado, uma vida familiar suficientemente boa e ter conseguido responder a isso. No lar adotivo elas têm a chance de redescobrir algo que já foi seu e foi perdido.
2 A seguir vêm os pequenos abrigos colocados, se possível (mas não necessariamente), sob o cuidado de um casal de diretores, e contendo, cada abrigo, crianças de várias faixas etárias. Tais abrigos podem ser instalados próximos uns dos outros, com vantagens tanto do ponto de vista administrativo como do ponto de vista das crianças, que adquirem primos, por assim dizer, além de irmãos. Aqui, como no primeiro caso, o que se deseja para as crianças é o melhor, de modo que, mais uma vez, as crianças que não possam apro-

15. SOBRE A CRIANÇA DEPRIVADA

veitar algo tão bom não devem ser postas sob esse sistema de cuidado. Uma única criança inconveniente pode estragar os progressos de todo um grupo. Devemos lembrar que o bom trabalho é emocionalmente mais difícil que o trabalho não tão bom, e é muito comum que, ante um fracasso, os encarregados abandonem os melhores métodos e adotem formas de manejo mais fáceis e menos proveitosas.

3   Na terceira categoria, os grupos são maiores. O abrigo talvez comporte dezoito crianças. Os diretores podem manter contato pessoal com todos os internos, mas têm também assistentes, e manejá-los é parte importante de seu trabalho. Há uma divisão de lealdades, e as crianças têm oportunidade de lançar os adultos uns contra os outros e de jogar com invejas latentes. Já estamos caminhando em direção aos métodos menos bons de manejo. No entanto, vamos também em direção a um tipo de manejo capaz de lidar com o tipo menos satisfatório de criança deprivada. Os métodos de trabalho são menos pessoais e mais ditatoriais, e exige-se menos de cada criança. A criança confiada a tal abrigo necessita menos de uma boa experiência anterior que possa ser revivida. Em tais abrigos – diferentemente dos lares menores –, não é tão necessário que as crianças adquiram a capacidade de identificar-se com a instituição sem perder sua impulsividade e espontaneidade pessoal. Nesses abrigos já basta uma situação intermediária, que consiste numa fusão de identidade com as demais crianças do grupo. Isso envolve tanto a perda de identidade pessoal como a perda da identificação com o contexto total do lar.

4   A seguir, em nossa classificação, surge o abrigo de maior porte, no qual os diretores têm como principal função a gestão dos funcionários, acompanhando apenas indiretamente

o manejo cotidiano das crianças. A vantagem desse tipo de instituição é poder acomodar um maior número de crianças. O maior número de funcionários faz com que as oportunidades de discussão entre eles sejam também maiores; para as crianças, há vantagem no fato de poder haver times ou equipes que se enfrentem. Pode-se dizer, penso eu, que esse tipo de abrigo é mais representativo da modalidade de manejo capaz de dar conta das crianças mais doentes, isto é, aquelas que tiveram poucas experiências boas no início da vida. O chefe, um tanto impessoal, pode ficar de fundo como imagem da autoridade de que essas crianças precisam, por serem em si mesmas incapazes de sustentar a um só tempo a espontaneidade e o controle. (Ou elas se identificam com a autoridade, tornando-se bedéis em miniatura, ou precisam ser impulsivas, dependendo inteiramente da autoridade externa para manter controle.)

5 Existem, por fim, as instituições maiores, dirigidas a crianças que não poderiam ser tratadas de outra maneira. Tais instituições terão de existir por algum tempo. Têm de ser dirigidas por métodos ditatoriais, e o que é bom para a criança individual tem de estar subordinado às capacidades de provisão imediata da sociedade. Eis uma boa forma de sublimação para ditadores em potencial. Pode-se encontrar outras vantagens nesse indesejável estado de coisas: submetidas a métodos ditatoriais, crianças bastante difíceis poderão ser manejadas de modo a não se envolverem em problemas com a sociedade por longos períodos. As crianças realmente doentes sentem-se melhor nesse tipo de instituição que nos abrigos menores, e tornam-se capazes de brincar e aprender a um ponto que espantaria o observador despreparado. O difícil em tais instituições é reconhecer as

15. SOBRE A CRIANÇA DEPRIVADA

crianças que se tornam maduras o suficiente para serem submetidas a um tipo de manejo mais pessoal, em que seja possível atender a sua crescente capacidade de identificar-se à sociedade sem perder a própria individualidade.

Terapêutica e manejo

Quero agora contrastar os dois extremos do manejo que se pode dedicar a crianças deprivadas: o lar adotivo e a grande instituição. No primeiro, como já disse, a meta é verdadeiramente terapêutica. Espera-se que, no decorrer do tempo, a criança se recupere de uma deprivação que, sem esse tipo de manejo, não deixaria nela apenas uma cicatriz, mas um verdadeiro aleijamento. Se isso viesse a acontecer, a solução ao problema dessa criança exigiria muito mais que a resposta a um novo ambiente.

A princípio, a criança tem uma reação imediata boa e todos os envolvidos tendem a pensar que seus problemas acabaram. Mas, à medida que a criança adquire confiança, vai adquirindo também mais capacidade de sentir raiva pela falha ambiental passada. É pouco provável que os fatos se pareçam exteriormente com esse processo que estou descrevendo, uma vez que a criança não está consciente das grandes mudanças revolucionárias que estão ocorrendo. Os pais adotivos perceberão que, de tempos em tempos, eles mesmos tornam-se o alvo do ódio da criança. Terão de suportar esse ódio que a criança está conseguindo começar a sentir, e que é responsiva a uma falha no primeiro lar da criança. É muito importante que os pais adotivos entendam isso, para não desanimarem; e os oficiais de cuidado infantil devem sabê-lo também, para que não culpem os pais adotivos pelo ocorrido e não acreditem nas histórias contadas pelas crianças a respeito de maus-tratos e má alimentação. Os pais adotivos podem ficar hiperansiosos ao receberem a visita de um oficial que vem verificar a existência de problemas, e podem passar a seduzir a criança a permanecer afável e feliz, deprivando-a, assim, de uma das partes mais importantes de sua recuperação.

Muitas vezes a criança fará, com bastante esperteza, com que os pais adotivos cheguem de fato a tratá-la mal, tentando trazer ao presente uma maldade merecedora de verdadeiro ódio; o pai adotivo cruel passa então a ser realmente amado pela criança, devido ao alívio que ela sente com a transformação do "ódio contra ódio" que tem guardado no interior num ódio que se volta agora contra um ódio externo. Infelizmente, o pai adotivo pode ver-se a essa altura mal compreendido por seu grupo social.

Há maneiras de evitar tudo isso. Alguns pais adotivos trabalham com o princípio de resgate. Consideram que os pais verdadeiros da criança foram pessoas terrivelmente más, e o dizem correntemente em voz alta para o filho adotivo, tirando assim de cima de si mesmos o ódio da criança. Esse método pode até funcionar relativamente bem, mas ignora a situação da realidade, e de qualquer modo perturba uma característica comum das crianças deprivadas, que é idealizar o primeiro lar tal como ele foi. Sem dúvida é mais saudável que os pais adotivos possam receber e sobreviver às ondas periódicas de sentimento negativo, avançando, a cada vez, em direção a uma relação nova e mais segura (por ser menos idealizada) com a criança.

Por contraste, a criança confiada à grande instituição *não* é manejada com vistas a uma cura de sua perturbação. As metas são: em primeiro lugar, proporcionar habitação, alimento e ves-

15. SOBRE A CRIANÇA DEPRIVADA

tuário a crianças abandonadas; em segundo lugar, proporcionar um tipo de manejo que faça com que as crianças vivam num estado de ordem e não de caos; e, em terceiro lugar, resguardar tanto quanto possível as crianças de um embate com a sociedade, até o momento em que elas tenham mesmo que ser soltas no mundo, com a idade de dezesseis anos, mais ou menos. Não é bom misturar as coisas e fingir que, nesse extremo da escala, se esteja tentando criar seres humanos normais. É essencial nesses casos um manejo rígido, que ficará ainda melhor se puder ser temperado com um pouco de humanidade.

Devemos ter em mente que, mesmo nas comunidades mais rígidas, é necessário apenas que haja consistência e justiça para que as crianças sejam capazes de descobrir a humanidade em si próprias, e podem chegar até a valorizar a rigidez, por implicar estabilidade. Homens e mulheres compreensivos trabalhando nesse tipo de instituição podem encontrar modos de propiciar momentos mais humanos. É possível, por exemplo, selecionar crianças para que mantenham contatos regulares com tios e tias substitutos no mundo exterior. Podem-se encontrar pessoas que escrevam cartões no aniversário da criança, ou que a chamem para tomar chá três ou quatro vezes por ano. Esses são apenas alguns exemplos, mas ilustram o tipo de coisa que se pode fazer sem perturbar o contexto rígido em que as crianças vivem. Devemos lembrar sempre, se a base de tudo é a rigidez, que qualquer encontro com brechas e exceções no ambiente será para elas uma experiência perturbadora. Se o ambiente tem de ser rígido, que seja então consistente, confiável e justo, de modo que possa apresentar também um valor positivo. Além disso, sempre haverá aquelas crianças que abusam dos privilégios que recebem, o que sempre acaba por incorrer no sofrimento de outras crianças que saberiam aproveitá-los.

Nesse tipo de instituição, e para o bem da paz e da tranquilidade, coloca-se a ênfase no manejo com vistas à sociedade. No interior de uma tal estrutura, as crianças devem perder, em maior ou menor grau, sua própria individualidade. (Não ignoro o fato de que, em instituições de porte intermediário, existe espaço para o crescimento gradual das crianças que são saudáveis o suficiente para se desenvolverem, tornando-se cada vez mais capazes de se identificarem à sociedade sem perder a identidade própria.)

Sobram ainda aquelas crianças que, por serem aquilo que costumamos chamar de loucas (embora essa palavra não deva ser empregada a seu respeito), fracassam mesmo sob um sistema ditatorial. Para tais crianças é necessário que exista uma instituição análoga ao hospital psiquiátrico de adultos, e acho que ainda não chegamos a determinar o que de melhor a sociedade pode fazer em tais casos extremos. Tais crianças são tão doentes que aqueles que cuidam delas reconhecem facilmente que, quando começam a se tornar antissociais, é evidência de que estão melhorando.

Concluirei este capítulo referindo-me a dois assuntos de grande importância na consideração das necessidades da criança deprivada.

A importância da história inicial da criança

O primeiro assunto envolve em grande medida a funcionária dedicada ao cuidado de crianças, especialmente em sua função de recolhê-la e observar cuidadosamente a nova situação. Se eu fosse do serviço social, a primeira coisa que faria ao receber uma criança seria coletar todas as partículas de informação que pudesse encontrar a respeito da vida da criança até

15. SOBRE A CRIANÇA DEPRIVADA

aquele momento. Trata-se sempre de um assunto urgente, pois cada dia nos deixa mais distantes do acesso aos fatos essenciais. Como era desesperador, durante a Segunda Guerra Mundial, quando lidávamos com os fracassos do esquema de evacuação e havia crianças sobre as quais ninguém podia dar nenhuma informação!

Todos sabem que, às vezes, crianças normais, à hora de dormir, perguntam: "O que fiz hoje?", ao que a mãe responde: "Você acordou às seis e meia, depois brincou com seu ursinho e ficou cantando uma cantiga de ninar até a gente acordar, depois se levantou e foi para o jardim, depois tomou café da manhã, depois...", e assim por diante, até que todo o esquema daquele dia esteja reintegrado a partir do exterior. A criança sabe tudo o que aconteceu, mas quer ser ajudada a ter consciência do conjunto. Isso lhe dá um sentimento bom e verdadeiro, ajudando-a a distinguir a realidade do sonho e das brincadeiras imaginativas. A mesma coisa ocorre, numa escala maior, quando um pai reconta ao filho toda sua vida passada, incluindo também aquilo de que a criança mal se lembra e aquilo que não lhe vem de modo algum à memória.

A falta dessa coisa muito simples implica grandes perdas para a criança deprivada. Alguém deve se preocupar com reunir todo o material histórico existente. Nos casos mais favoráveis, a oficial pode manter uma longa conversa com a mãe da criança, dando-lhe a oportunidade de desvelar toda a história da filha desde o nascimento, ou mesmo fornecendo detalhes importantes de suas experiências durante a gravidez ou antes da concepção – detalhes que podem, ou não, ter determinado em alguma medida suas atitudes em relação à criança. O mais frequente, porém, é que a funcionária tenha que movimentar-se para cima e para baixo em busca de informação; até mesmo o nome de um amigo que a criança teve na penúltima instituição por que passou pode ter valor. A próxima tarefa será organizar um contato com a própria criança, que servirá para ganhar sua confiança. Pode-se encontrar um meio de contar à criança que, em algum arquivo do escritório da assistente, há uma ficha com toda a saga de sua vida até o presente momento. É possível que a criança não queira saber de nada na hora, mas depois. São sobretudo os filhos ilegítimos e os filhos de lares desfeitos que um dia precisarão da oportunidade de conhecer os fatos tal como se deram; isso ocorre na medida em que se atinge um estado de saúde, e estou pressupondo que, ao menos no caso das crianças entregues a pais adotivos, o objetivo final é de fato a produção de uma criança saudável. A criança submetida ao outro método extremo de cuidado, manejada por procedimentos ditatoriais em uma grande instituição, tem menores chances de um dia ficar bem o suficiente para assimilar as verdades de seu passado.

Por ser esse o estado das coisas, e por estarmos vivendo uma aguda escassez de assistentes sociais, devemos começar por tratar preferencialmente as crianças mais normais. Mesmo assim é provável que muitos trabalhadores sintam que isso é impossível, por estarem sobrecarregados de serviço. Do meu ponto de vista, os assistentes sociais devem tomar a firme posição de não aceitarem mais casos do que conseguem. Não existe tempo parcial em se tratando do cuidado de crianças. A solução é fazer um bom trabalho com algumas crianças, delegando o cuidado das demais às grandes instituições ditatoriais até que a sociedade conceba algo melhor. O bom trabalho é necessariamente pessoal; se não for assim, é torturante tanto para a criança como para o assistente social. *O trabalho só compensa se for pessoal, e se o trabalhador não estiver sobrecarregado.*

15. SOBRE A CRIANÇA DEPRIVADA

É preciso lembrar que, se os assistentes sociais aceitarem casos demais, estarão fadados a fracassar; a certa altura, aparecerão estatísticos para provar que todo o método está errado, e que os esquemas ditatoriais são mais eficientes para a criação de trabalhadores fabris e empregadas domésticas.

Fenômenos transicionais

O outro assunto que tenho para tratar pode ser introduzido por um exame de certa característica das crianças normais. O que faz com que a criança normal possa se ver deprivada de seu lar e de tudo o que lhe é familiar sem ficar doente? Todos os dias vemos crianças dando entrada no hospital e saindo depois de algum tempo, não só isentas de qualquer distúrbio, como até enriquecidas pela nova experiência. A todo momento crianças vão passar alguns dias com suas tias e tios, ou no mínimo saem com seus pais, deixando os entornos familiares para passar tempo em lugares desconhecidos.

Esse é um tema muito complexo, que pode ser abordado pelo seguinte raciocínio. Pensemos numa criança que conhecemos bem e perguntemo-nos o que a criança leva consigo à cama para ajudar na transição da vida diurna para a vida dos sonhos: uma boneca, ou várias; um ursinho; um livro; um retalho do velho vestido da mãe; uma ponta da colcha; um pedaço de um cobertor velho; ou um lenço que, a certa altura do desenvolvimento do bebê, veio substituir uma fralda. Em alguns casos, pode não haver tal objeto; a criança simplesmente chupa o que tem à mão, ou seja, o punho, e depois talvez o polegar ou dois outros dedos; talvez haja alguma atividade genital, a que é mais fácil chamar masturbação; a criança pode deitar-se sobre a barriga ou fazer movimentos rítmicos, deixando patente a natureza orgástica da experiência por suar na cabeça. Em alguns casos, o bebê não exige, desde os primeiros meses, mais que a presença efetiva, no quarto, de um ser humano, provavelmente a mãe. Há uma larga gama de possibilidades que podem ser comumente observadas. Entre as várias bonecas e ursinhos pertencentes ao bebê, pode haver um objeto particular, provavelmente macio, que lhe foi dado aos dez, onze ou doze meses e que o bebê trata da maneira mais brutal bem como mais amorosa, e sem o qual o bebê não poderia pensar em ir para a cama; esse objeto certamente não poderia ser deixado para trás se a criança tivesse que ir embora; sua perda seria um desastre tanto para a criança como para os que dela cuidam. É pouquíssimo provável que esse objeto seja dado a outra criança, e de qualquer modo nenhuma o quereria; a certa altura ele se torna sujo e malcheiroso, e ainda assim não ousamos lavá-lo.

Chamo esse objeto de objeto transicional. Procuro, assim, entre outras coisas, mostrar que toda criança vive a dificuldade de relacionar a realidade subjetiva à realidade compartilhada que pode ser percebida objetivamente. Da vigília ao sono, a criança transporta-se de um mundo percebido para um mundo de sua própria criação. Entre os dois mundos existe a necessidade de vários tipos de fenômenos transicionais – território neutro. Eu descreveria esse precioso objeto do seguinte modo: há uma convenção tácita de que ninguém afirmará ser esse objeto uma parte do mundo, ou de que foi criado pelo bebê. Entende-se que ambas as coisas sejam verdadeiras: a criança o criou, e o mundo o supriu. Trata-se de uma continuação daquela tarefa que a mãe normal permite que seu bebê empreenda: por meio de uma adaptação muito delicada, ela oferece seu seio mil vezes, no exato momento em que a criança está pronta a criar algo semelhante ao seio oferecido.

15. SOBRE A CRIANÇA DEPRIVADA

A maioria das crianças descritas como desajustadas não chegou a ter um objeto desse tipo ou, se teve, o perdeu. Esse objeto precisa ser representativo de alguém, o que vale dizer que a condição de tais crianças não pode ser curada mediante o simples fornecimento de um tal objeto. Pode ser, porém, que a criança desenvolva tal confiança na pessoa que está cuidando dela que logo aparecerão objetos que simbolizem profundamente essa pessoa. Isso será visto como bom sinal, assim como o fato de a criança conseguir se lembrar de um sonho, ou sonhar com um acontecimento real.

Todos esses objetos e fenômenos transicionais permitem que a criança suporte frustrações, deprivações e a chegada de situações novas. E sabemos muito bem, em nosso manejo de crianças deprivadas, a importância de respeitar os fenômenos transicionais tal como se nos apresentam! Penso que, se entendermos assim o uso de brinquedos, atividades autoeróticas, histórias e músicas de ninar, veremos que, por meio dessas coisas, as crianças adquirem uma capacidade de verem-se deprivadas em alguma medida daquilo a que estão acostumadas e até daquilo de que necessitam. Uma criança levada de uma família a outra ou de uma instituição a outra pode suportar ou não a mudança conforme tenha sido possível ou não levar consigo um trapo ou um objeto macio; ou segundo existam ou não músicas conhecidas que, cantadas à hora de dormir, vinculem o passado ao presente; ou segundo as atividades autoeróticas tenham ou não sido respeitadas, toleradas ou mesmo valorizadas como meios positivos de adaptação. Não pode restar dúvida de que esses fenômenos são especialmente importantes para crianças advindas de um ambiente perturbado, e seu estudo pode incrementar nossa capacidade de ajudar esses seres humanos que já estão sendo jogados de um lado para o outro antes mesmo de serem capazes de aceitar aquilo que nós mesmos só aceitamos com a maior das dificuldades: que o mundo nunca é como seria se nós mesmos o tivéssemos criado, e que o melhor que nos pode acontecer é haver uma coincidência suficiente entre a realidade externa e o que podemos criar. Aceitamos como ilusão a ideia de uma identidade entre ambas.

As pessoas que tiveram experiências ambientais satisfatórias podem ter alguma dificuldade para entender essas coisas; não obstante, é exatamente esse o problema com que se defronta o bebê ou a criança pequena que está sendo levado de um lado para outro. Se deprivarmos uma criança de seus objetos transicionais e perturbarmos os fenômenos transicionais estabelecidos, ela só terá uma saída: uma cisão da personalidade, na qual uma metade permanece em relação com o mundo subjetivo e a outra reage complacentemente às intrusões do mundo. Quando essa cisão se forma e as pontes entre o subjetivo e o objetivo são destruídas (ou nunca se formaram bem), a criança é incapaz de operar como um ser humano total.[2]

Em certa medida, esse estado de coisas pode sempre ser constatado na criança que recai sob nossos cuidados por ter sido deprivada da vida familiar. As crianças que esperamos poder encaminhar a pais adotivos ou abrigos de pequeno porte apresentam em todos os casos algum grau de cisão. O mundo subjetivo tem para a criança a desvantagem de poder ser cruel e persecutório, embora também possa ser ideal. Num primeiro momento a criança traduzirá em tais termos tudo o que lhe sobrevier, e considerará o lar adotivo maravilhoso e o lar ver-

---

2   Donald W. Winnicott, "Objetos transicionais e fenômenos transicionais" [1951], in *O brincar e a realidade* [1971], trad. Breno Longhi. São Paulo: Ubu Editora, 2019, pp. 13-51.

15. SOBRE A CRIANÇA DEPRIVADA

dadeiro péssimo, ou vice-versa. Mas ao fim, se tudo correr bem, a criança será capaz de desenvolver fantasias sobre lares bons e maus, sonhando com eles e falando a respeito, e ao mesmo tempo saberá perceber o lar real que lhe é proporcionado pelos pais adotivos, tal como é na realidade.

O lar adotivo real tem a vantagem de não oscilar violentamente do bom para o mau e do mau para o bom. Permanece sempre mais ou menos frustrante e mais ou menos reconfortante. Aqueles encarregados do manejo de crianças deprivadas podem tirar proveito de saber que cada criança leva consigo certa capacidade de aceitar um território neutro, localizado de algum modo na masturbação, no uso de uma boneca, no desfrute de uma canção de ninar ou em alguma outra coisa desse tipo. Assim, estudando aquilo que as crianças normais desfrutam, podemos reconhecer aquilo de que as crianças deprivadas absolutamente necessitam.

16

INFLUÊNCIAS DE GRUPO E A CRIANÇA DESAJUSTADA: O ASPECTO ESCOLAR

[1955]

Meu objetivo neste capítulo é estudar certos aspectos da psicologia de grupo que talvez possam contribuir para compreender melhor o tipo de problema inerente ao manejo de grupos de crianças desajustadas.[1] Consideremos em primeiro lugar a criança normal, que vive num lar normal, tem objetivos e vai à escola querendo de fato que esta lhe ensine alguma coisa; que trava contato com seu próprio ambiente, e chega até a ajudar a conservá-lo ou modificá-lo. A criança desajustada, por contraste, tem necessidade de um ambiente cuja tônica seja o manejo, e não o ensino; o ensino desempenha papel secundário e pode assumir às vezes um caráter especializado, tendo por função mais remediar do que instruir a criança nesta ou naquela matéria escolar. Para a criança desajustada, em outras palavras, a "escola" tem o significado de "abrigo". Por isso, os indivíduos ligados ao manejo de crianças antissociais não são professores escolares que em certos momentos acrescentam a seu trabalho um colorido de compreensão humana; são, antes, psicoterapeu-

---

[1] Palestra à Association of Workers for Maldjusted Children, em abril de 1955.

tas de grupo que às vezes aplicam-se a dar um pouco de ensino escolar. Assim, um conhecimento da formação dos grupos é elemento altamente importante para o trabalho deles.

Os grupos e a psicologia dos grupos constituem um tema muito vasto, e selecionei para apresentar aqui uma tese principal: a concepção de que a psicologia de grupo tem sua base na psicologia do indivíduo, e especialmente na integração pessoal dele. Começarei, portanto, com uma breve explanação do que constitui essa integração individual.

DESENVOLVIMENTO EMOCIONAL INDIVIDUAL

A partir de uma grande confusão inicial, a psicologia extraiu a ideia, hoje aceita, da existência de um processo contínuo de desenvolvimento emocional que se inicia antes do nascimento e dura toda a vida, até (com sorte) a morte natural. Essa teoria subjaz a todas as escolas de psicologia e constitui-se num proveitoso princípio comum. Divergimos violentamente quanto a este ou aquele aspecto, mas a ideia muito simples da continuidade do desenvolvimento emocional nos une a todos. A partir dessa base podemos estudar o modo de ocorrência do processo e os vários estágios em que ele pode se encontrar ameaçado por perigos internos (instintos) ou externos (falha ambiental).

Todos nós aceitamos a ideia geral de que, quanto mais recuamos no exame desse processo de crescimento individual, mais importância deve ser dada ao fator ambiental. Isso se resume à aceitação do princípio de que a criança parte da dependência em direção à independência. Esperamos que o indivíduo sadio seja capaz de identificar-se com grupos cada vez mais amplos sem uma perda da noção do self e de sua espontaneidade. Se o grupo é muito extenso, o indivíduo perde contato; se é muito estreito, perde seu sentido de cidadania. Tomamos bastante cuidado para que, ao prover aos adolescentes clubes e outras organizações adequadas, estejamos provendo extensões *graduais* ao sentido dado à palavra "grupo", e avaliamos nosso bom êxito segundo a maneira como cada menino ou menina torna-se capaz de identificar-se com cada um dos grupos a que é apresentado sem perder em grande medida sua individualidade. Para os pré-adolescentes, provemos os escoteiros e as bandeirantes; para as crianças em período de latência, os lobinhos e fadinhas. Para a criança que vai pela primeira vez à escola, esta deve ser provida como uma extensão ou alargamento do lar. A escola da criança pequena deve estar integrada ao lar e não deve dar muita ênfase ao ensino propriamente dito, pois as crianças dessa idade necessitam mesmo é de oportunidades para brincar de forma organizada e condições controladas para poder dar início a sua vida social. Reconhecemos que o verdadeiro grupo da criança pequena é seu próprio lar e, no que se refere ao bebê, sabemos que será um verdadeiro desastre se uma quebra na continuidade do manejo familiar se fizer necessária. Nos primeiros estágios desse processo, o bebê é extremamente dependente do manejo materno, da presença contínua e da própria sobrevivência da mãe. Ela deve realizar em si uma adaptação ativa suficientemente boa às necessidades do bebê, sem a qual ele não pode evitar desenvolver defesas que distorcem o processo; o bebê precisa, por exemplo, assumir ele mesmo a função ambiental se esta não se impõe do exterior, de modo que se constitui nele um self verdadeiro escondido e, voltado para fora, um falso self engajado na dupla tarefa de esconder o self verdadeiro e ceder às exigências que o mundo lhe impõe a todo momento.

16. INFLUÊNCIAS DE GRUPO E A CRIANÇA DESAJUSTADA: O ASPECTO ESCOLAR

Num momento ainda mais recuado, o bebê é segurado no colo pela mãe e só entende o amor que é expresso em termos físicos, isto é, pela sustentação viva do ser humano. A dependência nesse estágio tão precoce é absoluta, e a falha ambiental, quando ocorre, só pode ser combatida por uma interrupção do processo de desenvolvimento e pela psicose infantil.

Examinemos agora o que ocorre quando o ambiente se porta suficientemente bem o tempo todo, e de acordo com as necessidades específicas a cada momento do desenvolvimento. A psicanálise se preocupa primordialmente (e não poderia deixar de ser assim) com as necessidades instintivas (do ego e do id), mas neste contexto estamos mais preocupados com a provisão ambiental que torna possível todo o restante; isto é, estamos mais preocupados com a mãe *segurando o bebê no colo* que com a mãe *alimentando o bebê*. O que constatamos, no tocante ao processo de crescimento emocional individual, quando o segurar no colo e o manejo geral são suficientemente bons?

De tudo o que constatamos, a questão que mais nos interessa aqui é aquela parte do processo a que chamamos integração. Antes da integração, o indivíduo é um conjunto não organizado de fenômenos sensório-motores contidos pelo ambiente externo que o segura. Depois da integração o indivíduo É, ou seja, o bebê humano atingiu o status de unidade, podendo já dizer EU SOU (a não ser pelo fato de não ser ainda capaz de falar). O indivíduo tem agora uma membrana limitante, então o que é não eu é repudiado, é externo. Esse eu tem agora um dentro, onde podem reunir-se as memórias de experiências e edificar-se a estrutura infinitamente complexa que pertence ao ser humano.

Não interessa saber se esse processo se desenrola instantaneamente ou ao longo do tempo; o fato é que há um antes e um depois, e o processo merece um nome todo próprio.

Não há dúvida de que as experiências instintivas contribuem imensamente para o processo de integração, mas é necessário também, a todo momento, um ambiente suficientemente bom, uma pessoa que esteja segurando o bebê no colo e se adaptando suficientemente bem às suas necessidades mutáveis. Essa pessoa não pode agir assim a não ser que seja movida por aquele tipo de amor que é apropriado a esse estágio, o amor que porta uma capacidade de identificação com o bebê e um sentimento de que vale a pena adaptar-se às suas necessidades. Dizemos que a mãe se dedica a seu bebê, temporária mas verdadeiramente. Ela gosta de se preocupar com o bebê, até o momento em que ela não seja mais tão necessária.

Estou sugerindo que o momento do EU SOU é um momento cru; o novo indivíduo sente-se infinitamente exposto. Esse momento só pode ser suportado – ou, talvez, arriscado – quando há alguém envolvendo a criança com seus braços.

Acrescento também que, nesse momento, é conveniente que a psique e o corpo ocupem o mesmo lugar no espaço, de modo que a membrana limitante não seja apenas um limite metafórico da psique, mas coincida também com a pele corporal. "Exposto" significa "nu".

Antes da integração, há um estágio em que o indivíduo só existe aos olhos do observador. Para o bebê, o mundo externo não está diferenciado, assim como não existe mundo interno ou pessoal, ou uma realidade interna. Depois da integração, o bebê começa a ter um self. Antes, tudo o que a mãe podia fazer era estar pronta para ser repudiada; depois, o que pode fazer é proporcionar apoio, calor, cuidado amoroso e vestimentas (e logo ela começa a responder a necessidades instintivas).

Nesse período que antecede a integração, há uma região entre bebê e mãe que pertence *tanto ao bebê como à mãe*. Se tudo corre

245

16. INFLUÊNCIAS DE GRUPO E A CRIANÇA DESAJUSTADA: O ASPECTO ESCOLAR

bem, esse todo aos poucos divide-se em dois elementos: a parte que o bebê repudia e a parte que reclama para si. Mas devemos esperar que permaneçam vestígios dessa região intermediária. É de fato isso mesmo que vemos, mais tarde, no primeiro objeto que o bebê toma afetuosamente como seu – talvez um pedaço do tecido de um cobertor, colcha ou camisa; uma fralda, um lenço da mãe etc. Gosto de chamar tal objeto de "objeto transicional"; sua particularidade consiste em ser, ao mesmo tempo, uma criação do bebê e uma parte da realidade externa. Por isso, os pais respeitam esse objeto ainda mais do que os outros brinquedos, bonecos e ursinhos que rapidamente aparecem. O bebê que perde seu objeto transicional perde de uma só vez a boca e o seio, a mão e a pele da mãe, a criatividade e a percepção objetiva. Esse objeto é uma das pontes que tornam possível um contato entre a psique individual e a realidade externa.

Do mesmo modo, é impensável que, sem uma maternagem suficientemente boa, um bebê possa existir antes da integração. Só ao se completar esse processo podemos dizer que, se a mãe falhar, o bebê morrerá de frio, ou cairá num abismo sem fundo, voará para longe ou explodirá como uma bomba de hidrogênio, destruindo num único momento o self e o mundo.

O bebê recém-integrado participa, assim, de seu primeiro *grupo*. Antes desse estágio, só existe uma formação primária pré-grupal, na qual elementos não integrados são mantidos unidos por um ambiente do qual não se encontram ainda diferenciados. Esse ambiente é a mãe que segura o bebê no colo.

O grupo é uma conquista do EU SOU, e é uma conquista perigosa. A proteção é muito necessária nos estágios iniciais; sem ela, o mundo externo repudiado volta-se sobre o novo fenômeno e o ataca por todos os lados e de todos os modos possíveis e imagináveis.

Se continuássemos este estudo da evolução do indivíduo, perceberíamos o quanto o crescimento cada vez mais complexo complica o quadro do crescimento grupal. Retomemos, porém, as implicações de nossa suposição básica.

A FORMAÇÃO DOS GRUPOS

Atingimos assim o estágio de uma *unidade humana integrada*; ao mesmo tempo existe uma *mãe que dá cobertura*, consciente do estado paranoide inerente ao estado de recém-integração. Para que minha concepção seja entendida, é necessário que se tenha em mente estes dois termos: "unidade individual" e "cobertura materna".

Os grupos podem ter sua origem em qualquer um dos dois extremos implícitos nestes termos:

1 Superposição de unidades.
2 Cobertura.

1 A base da formação grupal madura é a multiplicação de unidades individuais. Dez pessoas, cada qual pessoalmente bem integrada, superpõem de maneira solta suas dez integrações e passam a compartilhar, em certa medida, de uma única membrana limitante. Essa membrana é agora representativa da pele de cada membro individual. A organização representada pela integração pessoal de cada um dos indivíduos tende a conservar, a partir do interior, a entidade grupal. Isso significa que o grupo se beneficia da experiência pessoal dos indivíduos, cada um dos quais foi assistido

16. INFLUÊNCIAS DE GRUPO E A CRIANÇA DESAJUSTADA: O ASPECTO ESCOLAR

em seu momento de integração e recebeu cobertura até o momento em que se tornou capaz de se cobrir sozinho. A integração grupal implica num primeiro momento uma expectativa de perseguição; por isso, certo tipo de perseguição pode produzir artificialmente uma formação grupal, desprovida, porém, de estabilidade.

2   No outro extremo, um conjunto de pessoas relativamente não integradas pode receber cobertura e constituir grupo. Neste caso, o trabalho de grupo não provém dos indivíduos, mas da cobertura. Os indivíduos passam por três estágios:

— Apreciam o fato de estarem sendo cobertos e adquirem confiança.
— Começam a explorar a situação, tornando-se dependentes e regredindo à não integração.
— Começam, cada um por si mesmo, a adquirir alguma integração, e, nesses momentos, valem-se da cobertura proporcionada pelo grupo, a qual lhes é necessária devido a suas expectativas de perseguição. Os mecanismos de cobertura são submetidos nesse ponto a grande tensão. Alguns indivíduos conseguem alcançar sua integração pessoal e prestam-se assim a serem inseridos em outro tipo de grupo, no qual os indivíduos mesmos proporcionam o funcionamento grupal. Já outros não podem ser curados pela terapia de cobertura apenas, e continuam precisando do manejo de uma agência, sem, porém, identificarem-se com essa agência.

Em qualquer grupo que se examine, é possível identificar qual dos dois extremos predomina. A palavra "democracia" é usada para descrever o agrupamento mais maduro de todos, e aplica-se apenas a um conjunto de pessoas adultas cuja vasta maioria já atingiu a integração pessoal (além de ser madura segundo outros critérios).

Os grupos adolescentes são capazes de atingir uma espécie de democracia se submetidos à supervisão. Não convém, entretanto, esperar que a democracia floresça entre adolescentes, mesmo quando cada um deles é por si maduro. Com crianças sadias de menor idade, é o aspecto de cobertura grupal que deve ser posto em evidência, dando-se, porém, ao mesmo tempo, todas as oportunidades aos indivíduos de contribuírem para a coesão grupal por meio das mesmas forças que promovem a coesão no interior das estruturas do ego. O grupo limitado dá oportunidade à contribuição individual.

TRABALHO DE GRUPO COM AS CRIANÇAS DESAJUSTADAS

O estudo de formações grupais compostas de adultos, adolescentes ou crianças sadias lança luz sobre o problema do manejo de grupos formados por crianças doentes (no sentido de serem desajustadas).

Essa palavra horrível – "desajustada" – significa que, numa data recuada, o ambiente deixou de ajustar-se às necessidades da criança, que foi compelida assim a assumir para si o trabalho de cobertura, perdendo a identidade pessoal, ou senão a encher o saco da sociedade a fim de forçar alguém a lhe dar cobertura, exigindo uma nova oportunidade de lançar-se à tarefa da integração pessoal.

16. INFLUÊNCIAS DE GRUPO E A CRIANÇA DESAJUSTADA: O ASPECTO ESCOLAR

A criança antissocial tem duas alternativas: aniquilar o self verdadeiro ou cutucar a sociedade até que ela lhe provenha cobertura. Nessa segunda opção, caso se encontre cobertura, o self verdadeiro pode ressurgir, e é melhor existir verdadeiramente, mesmo na prisão, do que aniquilar-se numa complacência sem sentido.

Em termos dos dois extremos que descrevi, é evidente que nenhum grupo de crianças desajustadas vai se aglutinar devido à integração pessoal dos meninos e meninas. Isso se deve em parte ao fato de o grupo ser composto de adolescentes ou crianças, que são seres humanos imaturos; mas a principal razão é o fato de os membros serem todos não integrados, em diferentes graus. Cada menino ou menina, portanto, tendo sido exaurido em seu processo de integração em algum momento da primeira ou primeiríssima infância, apresenta uma necessidade anormal de cobertura.

Como, pois, cuidar dessas crianças, de modo que estejamos certos de que nosso cuidado vai se adaptar a suas necessidades mutáveis à medida que elas progridem para um estado de saúde? Há dois métodos alternativos.

Pelo primeiro, um abrigo cuida de um mesmo grupo de crianças até que atinjam a idade-limite, provendo-lhes aquilo de que necessitam nas várias etapas de seu desenvolvimento. No início, os funcionários lhes provém cobertura, e o grupo é um grupo de cobertura. Nesse grupo de cobertura, depois do período de "lua de mel", as crianças pioram muito, e com sorte atingem o fundo do poço da não integração. Não o fazem, felizmente, todas ao mesmo momento, e aproveitam-se umas às outras de modo a, numa dada situação, haver geralmente uma criança que está muito pior que todas as outras. (Qual não é a tentação de livrar-se dessa criança, fracassando assim no ponto mais crítico do processo!)

    Gradualmente, uma por uma, as crianças começam a atingir sua integração pessoal; no decorrer de cinco ou dez anos, aquele mesmo conjunto de crianças transformou-se em outra espécie de grupo. As técnicas de cobertura podem ser abrandadas, e o grupo começa a integrar-se a partir das forças que promovem a integração no interior de cada indivíduo.

    Os funcionários devem estar sempre prontos a restabelecer a cobertura no momento, por exemplo, em que uma criança é pega roubando em seu primeiro emprego, ou quando demonstra outros sintomas do medo inerente ao estado do EU SOU, ou independência relativa.

    Pelo segundo método, um grupo de abrigos trabalha em conjunto. Cada abrigo é classificado de acordo com o tipo de trabalho que realiza, e mantém sua especificidade. Por exemplo:

— O abrigo A dá 100% de cobertura.
— O abrigo B dá 90% de cobertura.
— O abrigo C dá 65% de cobertura.
— O abrigo D dá 50% de cobertura.
— O abrigo E dá 40% de cobertura.

As crianças, mediante visitas planejadas, conhecem todos os abrigos do grupo, e os assistentes também são transferidos de um para outro. Quando uma criança do abrigo A atinge algum grau de integração pessoal, ela sobe um degrau na escala. Desse modo, as crianças que melhoram chegam por fim ao abrigo E, que se especializa em dar cobertura à investida adolescente em direção ao mundo.

16. INFLUÊNCIAS DE GRUPO E A CRIANÇA DESAJUSTADA: O ASPECTO ESCOLAR

O próprio grupo de abrigos recebe a cobertura, nesse caso, de alguma autoridade e de um comitê de abrigos.

A principal dificuldade desse segundo método é a possibilidade de os funcionários dos diferentes abrigos não conseguirem se entender, o que só será evitado se realizarem reuniões periódicas e se mantiverem informados dos métodos que cada abrigo está usando e do êxito ou fracasso obtido. O abrigo B, que dá 90% de cobertura e faz todo o trabalho sujo, será malvisto; receberá notificações e visitas de verificação. O abrigo A será mais bem-visto, pois lá não haverá lugar algum para a liberdade individual; todas as crianças parecerão felizes e bem alimentadas, e os visitantes o apreciarão sobre todos os outros. O diretor precisará ser um ditador, e sem dúvida atribuirá o fracasso dos demais abrigos à falta de disciplina. Mas as crianças do abrigo A nem sequer deram início a seu processo. Estão se preparando para isso.

Nos abrigos B e C, onde as crianças permanecem caídas sobre o chão, recusam-se a levantar, não comem, sujam as calças, roubam algo toda vez que sentem um impulso amoroso, torturam gatos, matam ratos e os enterram para ter um cemitério aonde possam ir e chorar, nesses abrigos, digo, deveria haver uma placa: não são permitidas visitas. Os diretores de tais abrigos têm o perpétuo dever de dar cobertura a almas nuas, e convivem com tanto sofrimento quanto o que se pode ver nos hospitais psiquiátricos para adultos. Como é difícil conservar uma boa equipe de funcionários sob tais condições!

RESUMO

De tudo o que se pode afirmar sobre os abrigos como grupos, escolhi tratar da relação do trabalho de grupo com a maior ou menor quantidade de integração pessoal de cada uma das crianças. Creio ser básica esta relação: quando há um sinal positivo, as crianças trazem consigo suas próprias forças integrativas; quando há um sinal negativo, o abrigo proporciona cobertura, como alguém que veste uma criança nua ou segura no colo um bebê recém-nascido.

Diante de uma confusão de classificação quanto ao fator de integração pessoal, o abrigo não pode encontrar seu lugar. A perturbação das crianças doentes predomina, e as crianças mais normais, que poderiam estar já contribuindo para o grupo, não têm essa oportunidade, uma vez que a cobertura tem de estar presente a todo momento e em todo lugar.

Creio que minha simplificação exagerada do problema é justificável na medida em que proporciona uma linguagem simples para a classificação de crianças e abrigos. Os funcionários de tais abrigos estão a todo momento pagando o pato por inúmeras falhas ambientais prematuras sobre as quais não tiveram nenhuma responsabilidade. Para que suportem essa terrível tensão e para que, em alguns casos, cheguem até a corrigir os males passados por meio de sua tolerância, é necessário que eles saibam o que estão fazendo e o porquê de nem sempre serem capazes de obter êxito.

16. INFLUÊNCIAS DE GRUPO E A CRIANÇA DESAJUSTADA: O ASPECTO ESCOLAR

CLASSIFICAÇÃO DOS CASOS

Uma vez aceitas as ideias que expus, torna-se possível penetrar gradualmente na complexidade das formações grupais. Concluo com uma classificação grosseira dos tipos de caso.

1. As crianças doentes, no sentido de não terem chegado a se integrar em unidades e que, portanto, não podem contribuir para um grupo.
2. As crianças que desenvolveram um falso self dotado da função de estabelecer e manter contato com o ambiente, e ao mesmo tempo de proteger e esconder o self verdadeiro. Nesses casos, ocorre uma integração ilusória que cai por terra assim que é aceita como real e chamada a contribuir.
3. As crianças doentes no sentido de serem retraídas. Nesses casos, a integração é um fato consumado, e a defesa se dá em termos da reorganização de forças benignas e malignas. Essas crianças vivem em seu próprio mundo interior, o qual, embora seja artificialmente benigno, é perigoso devido à operação da magia. Seu mundo exterior é maligno ou persecutório.
4. As crianças que conservam sua integração pessoal por meio de uma ênfase exagerada na integração, defendendo-se contra a ameaça de desintegração pelo estabelecimento de uma personalidade forte.
5. As crianças que foram suficientemente bem manejadas no início da vida e que foram capazes de fazer uso de um mundo intermediário, com objetos que derivam sua importância do fato de representarem a um só tempo objetos de valor interno e externo. Não obstante, essas crianças sofreram uma interrupção na continuidade do manejo que

lhes era oferecido, a ponto de não poderem mais fazer uso de seus objetos intermediários. Essas são as típicas "crianças com complexo de deprivação", cujo comportamento desenvolve traços antissociais toda vez que adquirem uma nova esperança. Roubam e anseiam por afeição, reivindicando nossa crença em suas mentiras. No melhor dos casos, sofrem uma regressão generalizada ou localizada, como no caso de urinar na cama, que representa uma regressão momentânea relacionada com um sonho. Na pior das hipóteses, forçam a sociedade a tolerar seus sintomas de esperança, embora permaneçam incapazes de beneficiar-se desses sintomas. O roubo não lhes dá aquilo que querem, mas, em alguns casos (havendo quem tolere o seu roubar), podem atingir algum grau de crença em ter algum direito ao mundo. Nesse grupo insere-se toda a gama de comportamentos antissociais.

6 As crianças que tiveram um começo relativamente bom, mas que sofrem os efeitos de terem pais com quem não podem se identificar. Há aqui inúmeros subgrupos, dos quais são exemplos:

— Mãe caótica.
— Mãe deprimida.
— Pai ausente.
— Mãe ansiosa.
— Pai de atuação rígida, sem fazer jus a essa prerrogativa.
— Pais em constante conflito, o que se une a apartamentos apertados, criança dormindo no quarto dos pais etc.
— Crianças com tendências maníaco-depressivas, dotadas ou não de um elemento hereditário.
— Crianças normais, exceto quando em fases depressivas.

16. INFLUÊNCIAS DE GRUPO E A CRIANÇA DESAJUSTADA: O ASPECTO ESCOLAR

— Crianças com expectativas de perseguição e tendência a fazer *bullying* ou sofrer *bullying*. Em meninos, isso pode constituir a base da prática homossexual.

— Crianças hipomaníacas, com a depressão latente ou oculta em distúrbios psicossomáticos.

— Todas as crianças que são suficientemente integradas e socializadas para serem capazes de sofrer (quando perturbadas) das inibições e compulsões e organizações de defesas contra a ansiedade, as quais são *grosso modo* classificadas sob a denominação de "psiconeurose".

— Por último, as crianças normais, ou seja, aquelas que, quando confrontadas com situações de perigo ou anormalidades ambientais, são capazes de empregar qualquer mecanismo de defesa, mas que não levadas a adotar automaticamente um tipo específico de mecanismo por força de distorções do desenvolvimento emocional pessoal.

ÍNDICE REMISSIVO

Aconselhar 128-29, 137, 173-74, 176, 186-92, 197, 218
adaptação 16-17, 19-21, 29, 49, 52, 57, 62, 69-70, 87, 159-60, 184, 237-38, 243, 245, 250; *falha de* 117, 132, 202; *na escola* 70, 73, 250
adoção 84, 88, 94, 120, 127-31, 222, 225, 227, 230-31, 235, 239-40
adolescência 64-65, 86-87, 107, 121, 123, 140, 142-61, 171, 177, 179, 181, 243, 249-51; *perda da* 116, 157
agressividade 23, 30, 111-12, 199
alimentação 24-26, 189, 191-92; *falta de apetite* 102
amadurecimento 34, 42, 47, 61, 87, 143-44, 166; *falha do* 144
amamentação 51, 84, 129, 190, 195; *desmame* 36, 73, 188-90; *mamadeira* 191
ambiente 16, 18, 24, 33, 46, 49, 53, 55, 57, 59, 61-63, 67, 70, 74, 79, 83, 89, 145-46, 163, 176-77, 179-80, 185, 205, 211, 220, 224, 226-27, 230, 232, 241, 244, 246, 254; *falha de* 46, 203, 222, 226, 238, 249; *suficientemente bom* 92, 219-20, 245
ambivalência 112, 153, 184
amor 28, 33, 49, 81-84, 87, 90, 111-12, 123, 129, 165, 183-84, 244-45, 252

anal 24-25
anorexia 121, 134, 201
ansiedade 18-19, 22, 27, 32, 34, 42-43, 56, 70, 73-74, 76, 82, 93, 96, 102, 107-08, 111, 144, 159, 172, 178-79, 182-84, 204, 224, 231, 255-56
antissocial 33, 46, 92-93, 97, 114, 119, 122, 153, 155-56, 177, 211, 223-24, 226, 233, 241, 250, 255
autoerotismo 81, 158, 238; *masturbação* 146-47, 236, 240
autonomia 57, 62, 65, 87, 159
assistente social 8, 21, 101, 103, 110, 127, 131, 172, 174, 199-200, 204-05, 207, 213-15, 228, 233, 235-36

Bebê 13-44, 49-52, 54-63, 68-70, 72, 74-76, 79, 82-84, 89-90, 94, 111, 121, 127-36, 141, 146, 149, 159-60, 171, 173, 175-76, 184, 187-95, 212, 219, 221-24, 226, 236-37, 239, 243-46, 253
boca 24, 32, 53, 191, 193-94, 246
BOWLBY, John 51
brincar 22, 47, 54, 59, 64, 70, 80, 91, 137-38, 182, 189, 194, 208, 222, 229, 234, 243
bullying 188, 256

ÍNDICE REMISSIVO

Caos 87, 103, 135-36, 232, 255
cérebro 20, 114, 116, 172
chupar (o dedo) 32, 59, 76, 194, 236
cisão 222, 239
ciúmes 122, 126
clímax 24, 27, 54
clínica 50, 99-100, 107, 125, 133, 140, 175-76, 200, 205-09, 211, 213-14, 218-19; *atendimento de caso* 198-216
colapso 23, 34, 37, 39, 114, 123-24, 148, 163, 179, 202-03, 205, 212
compulsão 33, 36, 97, 122, 146-47, 178, 198, 208, 256
comunicação 16, 48, 105, 193
conceber 57, 59, 72, 235; *concepção* 74, 83, 133, 149, 223
confiança 27, 49, 60-64, 67, 76, 91-92, 153, 174, 197, 201, 204-05, 224, 230, 232, 235, 238, 248; *desconfiança* 39, 78-79, 97, 102, 110, 121
conflito 45, 53-54, 56, 63, 66, 128, 130, 144, 162, 178, 182-83, 190, 196, 198, 200, 255
consciência 16, 22, 26, 68, 70, 72, 82-83, 87-88, 105, 112, 134, 143, 147, 151, 163, 166, 174, 202, 221-24, 230, 234, 247; *social* 141-42, 151
consideração [*concern*] 27-28, 31, 33, 55, 74, 82, 98, 111, 160-61, 197, 223, 233

continuidade 24, 53, 57, 86, 95, 97, 115-16, 123, 168, 207, 210, 214, 242-43, 254
controle 25, 28, 49, 64-66, 74, 146, 161, 181, 201-02, 210, 229; *autocontrole* 28-29, 66
corpo 15, 19-20, 24, 36, 40, 42, 53-54, 57, 75, 99, 133, 151, 171, 175, 184, 194, 245
crença 61, 66, 99, 129, 255
crescimento 14-15, 17, 22, 30, 33, 40, 45-47, 53, 55, 58, 61-62, 65, 67, 71-72, 77, 79, 81-82, 85-90, 92, 94, 96, 111-12, 116, 135, 147-48, 159-60, 163-66, 168, 171, 175-76, 182, 221, 233, 242, 244, 247
criança 21, 26, 29, 33, 39, 42-43, 47-53, 57, 59, 61-65, 67-77, 79-80, 82-84, 88-94, 96-97, 99-102, 107, 115, 117-18, 120, 125-31, 133-36, 141, 146, 155, 158-66, 168, 171-72, 174-94, 202-03, 211-45, 249-51, 253, 255
criatividade 29, 42, 58, 65, 91, 160, 168, 246
culpa 31, 52, 55-56, 72, 82-83, 97, 104-05, 111-12, 120, 140, 149, 208
cura 71, 97, 143, 151, 154, 157, 187, 219, 223, 231, 238, 248; *autocura* 103, 112

Defesa, mecanismos de 22-23, 31, 39, 43, 85, 96, 114, 135, 144,

155, 159, 183, 224, 243, 254, 256; *falha de* 24
deficiência 89, 114, 116, 118, 215
delinquência 33, 97, 153-54, 209
delírio 97, 121, 129, 131, 133
democracia 47, 90, 248-49
dependência 15-18, 27, 42, 69, 74, 76, 86, 89, 138, 141, 145, 152-53, 159-61, 168, 175-76, 181, 184-85, 193, 242; *independência* 16-17, 27, 42, 74, 87, 141, 145, 159, 161, 163, 181, 242, 251
depressão 23, 72, 93, 95-112, 121, 134, 136-37, 153-56, 181, 184, 189, 204, 212, 223, 256; *posição depressiva* 55, 95, 113, 133, 137
deprivação 32-33, 92, 97, 114, 122, 131, 137, 155, 217-40, 255
desejo 28, 82, 92, 94, 116, 149, 165, 212, 227
desenvolvimento 13-15, 22, 24, 28, 30-32, 38-42, 45-46, 52-57, 63, 67, 79, 85-86, 89-96, 111-12, 114, 117, 120, 125-26, 132, 135, 141-42, 144, 148-49, 154, 158-59, 161, 164-65, 167, 172-76, 180, 185, 219, 222, 236, 242, 244, 250, 256
distorções 20, 22, 62-63, 92, 154, 172, 243
distúrbios 14, 30, 36-37, 56, 81, 87, 91, 93, 95-97, 100, 102, 105, 109, 113-19, 132-33, 135, 139-40, 143, 153-54, 156, 163, 171, 173-79, 184, 198, 201, 212-15, 219, 222, 236, 256
ditatorial 228-29, 233, 235-36, 252
doença 36, 64, 71, 80, 91, 93, 95, 100, 112-13, 119-20, 124, 132, 134-39, 177, 186-88, 196, 201, 213, 217, 220, 226
dor 32, 98, 106, 146, 189

Édipo, complexo de 144, 165
educação 28, 50, 61, 109, 119, 166, 207-08, 211, 217, 225
ego 18, 23, 38-40, 43, 56, 133, 145, 147, 244, 249; *superego* 28
enfermeira 14, 36, 50-52, 55, 58, *da mente* 103, 116, 122, 139, 186-88, 191, 193-95, 222
escola 45, 51-52, 68-79, 117-19, 162, 188, 202-04, 208-12, 241, 243
esperança 97, 99, 103-06, 125, 223-24, 255; *desesperança* 106
espontaneidade 27-29, 47, 49, 56, 58, 63, 168, 223, 228-29, 242
esquizofrenia 113-14, 123-24, 128, 133, 139, 151, 154, 184; *esquizoide* 133, 136, 139
EU / NÃO EU 18, 39, 42, 146, 244-46; 251
excitação 18, 23, 25, 53-56

Falha 19-20, 24, 38, 42, 103, 133-35, 144, 162, 174, 221, 230, 242, 244, 246, 253

ÍNDICE REMISSIVO

família 13, 68-69, 78-95, 98, 100, 102, 107-09, 114, 118-31, 140, 145, 149, 155, 150-68, 177, 179, 182, 185, 196, 201, 204, 206, 217-18, 222, 225-27, 238-39, 243
fantasia 22, 25-26, 31, 35, 53, 55, 81-84, 88, 96, 105, 147, 159, 162-64, 223, 240
fracasso 51, 72, 103-05, 107, 119, 123, 133, 136, 199-201, 205-206, 208-09, 224-25, 228, 233-34, 236, 251-52
FREUD, Sigmund 26, 31, 45, 53, 176, 183, 266
frustração 19, 50, 54, 63, 196, 238, 240
fusão 129, 141, 228

Gravidez 14, 35, 37, 83, 127, 149, 221, 234
genital 25-26, 53, 236
grupo 47, 69-70, 80, 93-94, 146, 152, 154-57, 162-65, 167-68, 181, 185, 205, 228, 231, 241-55

Hipocondria 99, 133
homossexualidade 81, 146, 209, 256

Id 43, 145, 147, 244
identificação 29, 35-39, 41, 43, 48, 89, 91, 97, 129, 151-52, 155, 157, 165, 168, 180, 184, 207, 228-30, 233, 242-43, 245, 248, 255

imaginação 22, 53, 61, 64, 82-84, 136, 150, 234
impulso [*drive*] 53, 84 154; [*impulse*] 27-30, 42-43, 56, 62-63, 66, 82, 109, 130, 133, 168, 180, 228-29, 252
inconsciente 22, 35, 45, 73, 82, 83, 88, 92, 103, 105, 111-12, 122, 130, 144, 147, 150, 163-64, 166, 168, 183, 190, 198-99, 209, 223
individualidade 46, 230, 233, 243
inibição 28, 39, 53, 86, 196, 198, 256
instinto 23-24, 26-28, 30-31, 33, 37, 45, 48, 53-55, 111, 144, 147, 159-60, 178, 182-83, 242, 244-45
integração 17-18, 27, 31, 33, 40, 57, 78, 88-90, 92-94, 98, 114, 143, 184, 201-03, 205, 207, 209, 215-16, 242-54, 256; *desintegração* 18, 40, 78, 85, 87-88, 91-92, 95, 135, 140, 202-03, 205, 209, 212, 215-16, 219, 254; *não integração* 18, 40, 89-90, 246, 248, 250; *reintegra*ção 213-24; 234
inveja 25, 228

Jogo 182, 194

KEATS, John 98
KLEIN, Melanie 31, 55

Latência 56, 103, 118, 144, 159, 179, 181-83, 228, 243, 256

leucotomia 124
liberdade 58, 61, 120, 149, 164, 252
loucura 46, 50, 56, 96-97, 131, 139, 226, 233
LOVELACE, Richard 61
luto 111, 123-25

Mãe 13-21, 26-44, 47, 49-51, 55-58, 63, 69, 71-84, 86, 89, 94, 96, 98-102, 105, 107-08, 111, 117-19, 121-24, 127-32, 134-41, 145, 149, 155, 160-65, 167-68, 179, 182-84, 187-95, 201-07, 218-24, 234, 236-37, 243-47; *mãe-bebê* 34-35, 39, 43-44; *preocupação materna primária* 36, 38
manejo [*management*] 21, 54, 57, 58, 94, 99, 103, 108, 152, 161-62, 175, 177, 203-04, 210-11, 218, 225-33, 235, 238, 240-41, 243-44, 248-49, 254; *administração* 140, 178; *gestão* 54, 70, 228; *trato* 47, 50, 182
mania 111; *maníaco-depressivo* 113, 123, 133, 137, 207, 255-56
mãos 24, 30, 53
marasmo 151, 154, 156-57
maternagem 37-38, 44, 64, 131, 184, 246
maturidade 34, 42, 46-47, 67, 69, 81, 85, 87, 117, 143-45, 148, 151, 158-59, 163-68, 178, 180-82, 188, 230, 247, 249; *imaturidade* 19,
30-31, 43, 45, 69, 86, 100, 158, 166, 180, 250
médico 14, 19, 36, 50-52, 96, 99, 101-02, 124, 138, 173-75, 186-89, 190-95, 200, 214, 217; *pediatra* 14, 34, 171, 174-79, 187, 201
medo 28, 65, 71, 83, 117, 130-31, 137, 148-49, 199, 251
memória 20, 22, 27, 40, 68, 130, 212, 224, 234, 238, 244
morte 17, 19, 45, 64, 79, 104, 109, 117, 119, 123-25, 145, 150, 219, 221, 242, 246, 252
mulher 37-38, 74, 85, 88, 104-05, 115, 150

Nascimento 13-15, 30, 38, 46, 80, 83, 127, 149, 178, 180, 190, 211, 221, 234, 242
natureza humana 58, 80, 111-12
negação 98, 111
neurose 50, 56, 81, 134, 176-77, 179, 183-84, 199; *psiconeurose* 26, 96, 113-14, 133, 153-54, 212, 256
normalidade 19, 26, 30-32, 36, 38, 50-51, 64, 97, 107, 118, 134-35, 149, 153, 155, 173, 178-180, 190, 192, 219, 136-37, 241; *anormalidade* 14-15, 50, 155, 191-92, 213, 250, 256

Ódio 65-66, 79, 84, 98, 124, 130, 145, 163, 182-84, 221-22, 224, 230-31
onipotência 140, 146

oral 24-25, 32, 59, 76, 194, 236
orgasmo 24-25, 237

Pai (paternagem) 82, 86-87, 123, 129, 131-33, 136, 160, 165, 206, 209, 219-20, 255
parto 30, 82
percepção 17, 27, 57, 97, 133, 193, 237, 240, 246
perseguição 97, 146, 155, 223, 248, 256
personalidade 13, 17-18, 20, 27, 31, 55, 67, 71, 89-91, 93, 96, 113, 121, 123, 139, 145, 173, 177, 184-85, 209, 222, 254
personalização 19; *despersonalização* 40, 153
ponto de vista (do bebê/ da criança) 49, 59, 68, 227
potencial 15, 33, 40, 81, 185, 201, 216, 229; *de agressividade* 30
prazer 47-48, 54, 84, 119, 146
professor 50, 52, 58, 65, 71, 75, 174, 182, 196, 203, 241
provisão 37, 62, 65, 70, 92, 114, 159, 167-68, 199, 207, 210, 217, 221, 226, 229, 244
psicanálise 26, 31, 45, 82, 104-05, 112, 114, 147, 158, 174, 176-78, 183, 200-01, 211, 227, 244

psicologia 26, 34, 36, 53, 110, 142, 144, 158-59, 166, 171-73, 180-81, 183, 185, 187, 195-97, 200, 213-14, 242
psicose 56, 96, 113-18, 120, 123-26, 132, 134, 139-41, 153, 177, 184, 211, 213, 244
psicoterapia 37, 44, 52, 76, 92-93, 103, 109, 165, 177, 198-99, 201-03, 207, 210-12, 214, 216, 224, 227, 248
psiconeurose 26, 96, 113-14, 133, 153-54, 212, 256
psique 19-22, 24, 27, 30, 40, 133, 173, 184, 245-46; *psique-soma* 20, 24
psiquiatria 99, 121, 128, 132, 139, 171-75, 177, 179-80, 185, 200, 213-14
puberdade 140, 144-45, 147-48, 159

Raiva 18, 56, 77, 121, 178, 223, 230
reação 31, 134, 145-46, 154-55, 215, 221, 230, 239
realidade 23-24, 26, 29, 36, 38-39, 42, 45, 54, 57, 59, 66, 71, 74-75, 84, 97-98, 105, 121, 124-24, 133, 139, 146, 147, 152-53, 156, 162-63, 171-72, 184, 206, 223-24, 226, 234, 237-40, 245-46, 254
rebeldia 145, 152-53, 160-62, 164, 168, 181
recém-nascido 30, 38, 51, 129, 253
regressão 37, 212, 222, 255

reparação 31, 55-56, 97, 112, 206, 215
repressão 22, 45, 53, 56, 112, 150, 209, 222
respiração 24, 33, 82
responsabilidade 22, 33, 47, 56, 58, 65, 72, 83, 88, 93, 98, 101, 109-11, 115, 117, 122-24, 159, 162-63, 199-200, 214, 223, 225, 253
ressentimento 17, 91, 197
retraimento 71, 155
roubar 55, 130-31, 146, 149, 155, 207, 211-12, 223, 251-52, 255

Segurança 13, 18, 60-66, 84, 110, 126, 129, 161, 163, 178, 218, 231; *insegurança* 63-64
segurar [*holding*] 13, 18-19, 63, 195, 218, 231, 244-46, 253
seio/ peito da mãe 26-27, 29, 32, 51, 55, 189-191, 194-95, 237, 246
self 18, 22-24, 27, 32-33, 36, 38, 40, 43, 46-48, 56, 59, 76, 89, 125, 146, 179, 221, 223, 242-46, 250, 254; *falso self* 38, 43, 121, 124-25, 179, 243, 254
setting 147, 200
sexualidade 26, 45, 50, 54, 81-83, 88, 122, 144, 146-47, 149, 151, 159, 165, 183, 209, 256
sintoma 54, 101-02, 108, 128, 134, 137, 154, 163, 178-79, 182-83, 198, 202, 204, 206, 209, 220, 224, 251, 255

sobrevivência 231, 239, 243
sociedade 13, 46, 58, 62, 80-81, 86-87, 90, 92, 94, 123, 141-43, 146-48, 150, 152-57, 163, 167-68, 177, 181, 185, 199-200, 207, 209, 226, 229, 230-31, 233, 235, 243, 249, 250, 255-56
sonho 54, 59, 158, 164-65, 182, 234, 236, 238, 240, 255; *pesadelo* 183
sono 19, 54, 190-91, 237
subjetivo 57, 59, 69, 74, 133, 146, 224, 237, 239
suicídio 46, 104, 109, 156
sustentar [*hold*] 41-42, 67, 93, 111, 161, 203, 206, 212, 216, 229, 244

Terapia *ver* psicoterapia
tolerância 54-55, 93, 99, 103-04, 123, 139, 144, 148, 161, 224, 238, 253, 255
transferência 200, 222, 251
transicional 32, 236-39, 246; *objeto* 31-32, 59, 237, 246
trauma 23, 30, 97, 107, 118, 136, 138, 141, 179, 214, 224

Urinar 24-25, 54, 117, 223-24, 255
unidade, estado de 17-18, 27, 31, 57, 125, 223, 244, 247, 254; *familiar* 82, 87, 90; *social* 167

Vínculo 40, 49, 122, 130, 164
vivacidade 72, 83

SOBRE O AUTOR

Donald Woods Winnicott nasceu em 7 de abril de 1896, em Plymouth, na Inglaterra. Estudou ciências da natureza na Universidade de Cambridge e depois medicina na faculdade do hospital St. Bartholomew's, em Londres, onde se formou em 1920. Em 1923, foi contratado pelo Hospital Infantil Paddington Green – onde trabalhou pelos quarenta anos seguintes –, casou-se com a artista plástica Alice Taylor e começou sua análise pessoal com James Strachey, psicanalista e tradutor da edição Standard das obras de Sigmund Freud para o inglês. Em 1927, deu início à sua formação analítica no Instituto de Psicanálise, em Londres. Publicou seu primeiro livro em 1931, *Clinical Notes on Disorders of Childhood* [Notas clínicas sobre distúrbios da infância]. Em 1934, concluiu sua formação como analista de adultos e, em 1935, como analista de crianças. Pouco depois, iniciou uma nova análise pessoal, desta vez com Joan Riviere. Durante a Segunda Guerra Mundial, Winnicott trabalhou com crianças que haviam sido separadas de suas famílias e evacuadas de grandes cidades. Nos anos seguintes à guerra, foi presidente do departamento médico da Sociedade Britânica de Psicologia por duas gestões. Após um casamento conturbado, divorciou-se de Alice Taylor em 1951 e casou-se com a assistente social Clare Britton no mesmo ano. Foi membro da Unesco e do grupo de especialistas da OMS, além de professor convidado no Instituto de Educação da Universidade de Londres e na London School of Economics. Publicou dez livros e centenas de artigos. Entre 1939 e 1962, participou de diversos programas sobre maternidade na rádio BBC de Londres. Faleceu em 25 de janeiro de 1971.

OBRAS

Clinical Notes on Disorders of Childhood. London: Heinemann, 1931.
Getting to Know Your Baby. London: Heinemann, 1945.
The Child and the Family: First Relationships. London: Tavistock, 1957.
The Child and the Outside World: Studies in Developing Relationships. London: Tavistock, 1957.
Collected Papers: Through Paediatrics to Psychoanalysis. London: Hogarth, 1958.
The Child, the Family, and the Outside World. London: Pelican, 1964.
The Family and Individual Development. London: Tavistock, 1965.
The Maturational Processes and the Facilitating. London: Hogarth, 1965.
Playing and Reality. London: Tavistock, 1971.
Therapeutic Consultations in Child Psychiatry. London: Hogarth, 1971.
The Piggle: An Account of the Psychoanalytic Treatment of a Little Girl. London: Hogarth, 1977.
Deprivation and Delinquency. London: Tavistock, 1984. [póstuma]
Holding and Interpretation: Fragment of an Analysis. London: Hogarth, 1986. [póstuma]
Home Is Where We Start From: Essays by a Psychoanalyst. London: Pelican, 1986. [póstuma]
Babies and their Mothers. Reading: Addison-Wesley, 1987. [póstuma]
The Spontaneous Gesture: Selected Letters. London: Harvard University Press, 1987. [póstuma]
Human Nature. London: Free Association Books, 1988. [póstuma]
Psycho-Analytic Explorations. London: Harvard University Press, 1989. [póstuma]
Talking to Parents. Reading: Addison-Wesley, 1993. [póstuma]
Thinking About Children. London: Karnac, 1996. [póstuma]
Winnicott on the Child. Cambridge: Perseus, 2002. [póstuma]
The Collected Works of D. W. Winnicott. Oxford: Oxford University Press, 2016. [póstuma]

SOBRE O AUTOR

EM PORTUGUÊS

A criança e seu mundo, trad. Álvaro Cabral. São Paulo: LTC, 1982.

Da pediatria à psicanálise, trad. Davy Bogomoletz. São Paulo: Ubu Editora/WMF Martins Fontes, 2021.

Família e desenvolvimento individual, trad. Marcelo B. Cipolla. São Paulo: Ubu Editora/WMF Martins Fontes, 2023.

O brincar e a realidade, trad. Breno Longhi. São Paulo: Ubu Editora, 2019.

Processos de amadurecimento e ambiente facilitador: estudos sobre a teoria do desenvolvimento emocional, trad. Irineo Constantino S. Ortiz. São Paulo: Ubu Editora/WMF Martins Fontes, 2022.

Consultas terapêuticas em psiquiatria infantil, trad. Joseti M. X. Cunha. Rio de Janeiro: Imago, 1984.

The Piggle: o relato do tratamento psicanalítico de uma menina, trad. Else P. Vieira e Rosa L. Martins. Rio de Janeiro: Imago, 1979.

Privação e delinquência, trad. Álvaro Cabral. São Paulo: Martins Fontes, 1987.

Holding e interpretação, trad. Sónia Maria T. M. de Barros. São Paulo: Martins Fontes, 1991.

Tudo começa em casa, trad. Paulo Cesar Sandler. São Paulo: Ubu Editora, 2021.

Bebês e suas mães, trad. Breno Longhi. São Paulo, Ubu Editora, 2020.

O gesto espontâneo, trad. Luis Carlos Borges. São Paulo: Martins Fontes, 1990.

Natureza humana, trad. Davi Litman Bogomoletz. Rio de Janeiro: Imago, 1990.

Explorações psicanalíticas, trad. José Octavio A. Abreu. C. Winnicott, R. Shepperd e M. Davis (orgs). Porto Alegre: Artes Médicas, 1994.

Conversando com os pais, trad. Álvaro Cabral. São Paulo: Martins Fontes, 1999.

Pensando sobre crianças, trad. Maria Adriana V. Veronese. Porto Alegre: Artes Médicas, 1997.

WINNICOTT NA UBU
CONSELHO TÉCNICO Ana Lila Lejarraga, Christian Dunker,
Gilberto Safra, Leopoldo Fulgencio, Tales Ab'Sáber

O brincar e a realidade
Bebês e suas mães
Tudo começa em casa
Da pediatria à psicanálise
Processos de amadurecimento e ambiente facilitador
Família e desenvolvimento individual
Consultas terapêuticas
Privação e delinquência
Natureza humana

Título original: *The Family and Individual Development*
© The Winnicott Trust, 1965
© Ubu Editora, 2023

Tradução atualizada conforme critérios estabelecidos pelo conselho técnico.

REVISÃO TÉCNICA Claudia Berliner
REVISÃO DE TRADUÇÃO Gabriela Naigeborin
REVISÃO Cristina Yamazaki
DESIGN Elaine Ramos
ASSISTENTE DE DESIGN Júlia Paccola
FOTO DA CAPA E PP. 2–3 Nino Andrés
MODELO DE MÃOS Jorge Wisnik
PRODUÇÃO GRÁFICA Marina Ambrasas

EQUIPE UBU
DIREÇÃO Florencia Ferrari
DIREÇÃO DE ARTE Elaine Ramos e Júlia Paccola (assistente)
COORDENAÇÃO Isabela Sanches
EDITORIAL Bibiana Leme e Gabriela Naigeborin
DIREITOS AUTORAIS Júlia Knaipp
COMERCIAL Luciana Mazolini e Anna Fournier (assistente)
COMUNICAÇÃO / CIRCUITO UBU Maria Chiaretti e Walmir Lacerda (assistente)
DESIGN DE COMUNICAÇÃO Marco Christini
GESTÃO CIRCUITO UBU / SITE Laís Matias
ATENDIMENTO Micaely Silva

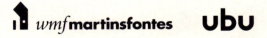

Dados Internacionais de Catalogação na Publicação (CIP)
Elaborado por Odilio Hilario Moreira Junior – CRB-8/9949

Winnicott, Donald W. [1896-1971]
Família e desenvolvimento individual/Donald W. Winnicott;
Título original: The Family and Individual Development
traduzido por Marcelo Brandão Cipolla/Conselho
técnico: Ana Lila Lejarraga, Christian Dunker, Gilberto
Safra, Leopoldo Fulgencio, Tales Ab'Sáber/São Paulo:
Ubu Editora; WMF Martins Fontes, 2023. 272 pp.
ISBN UBU   978 85 7126 092 4
ISBN WMF   978 85 469 0442 6

1. Psicanálise. 2. Psicologia. 3. Infância. 4. Desenvolvimento.
5. Winnicott. I. Cipolla, Marcelo Brandão. II. Título. III. Série.

2023-156   CDU 159.964.2   CDD 150.195

Índice para catálogo sistemático:
1. Psicanálise 150.195
2. Psicanálise 159.964.2

EDITORA WMF MARTINS FONTES LTDA.
Rua Prof. Laerte Ramos de Carvalho, 133
01325 030 São Paulo SP
11 3293 8150
wmfmartinsfontes.com.br
info@wmfmartinsfontes.com.br

UBU EDITORA
Largo do Arouche 161 sobreloja 2
01219 011 São Paulo SP
ubueditora.com.br
professor@ubueditora.com.br
/ubueditora

FONTES Domaine e Undergroud
PAPEL Pólen Natural 70g/m²
IMPRESSÃO E ACABAMENTO Margraf